DE

L'ANKYLOSTOME DUODÉNAL

ANKYLOSTOMASIE ET ANÉMIE

DES MINEURS

PAR

LE DR FRANÇOIS TROSSAT

Ancien interne des Hôpitaux de Lyon

AVEC 2 PLANCHES GRAVÉES SUR CUIVRE

PARIS

OCTAVE DOIN, ÉDITEUR

8, Place de l'Odéon, 8

1885

DE

L'ANKYLOSTOME DUODÉNAL

ANKYLOSTOMASIE ET ANÉMIE

DES MINEURS

Du même auteur

Recherches sur le rôle étiologique de l'ankylostome duodénal
dans l'anémie des mineurs de St-Etienne (en collaboration
avec M. Eraud). *Lyon Médical*, t. XL, 1882.

Vergetures multiples du thorax et des membres dans un cas de
pleurésie tuberculeuse. *Lyon Médical*, t. XLIX, 1885.

L'Ankylostome et l'anémie des mineurs (en collaboration avec
M. Eraud), sera publié dans la *Loire Médicale*.

DE

L'ANKYLOSTOME DUODÉNAL

ANKYLOSTOMASIE ET ANÉMIE

DES MINEURS

PAR

LE DR FRANÇOIS TROSSAT

Ancien interne des Hôpitaux de Lyon

AVEC 2 PLANCHES GRAVÉES SUR CUIVRE

PARIS

OCTAVE DOIN, ÉDITEUR

8, Place de l'Odéon, 8

1885

DE

L'ANKYLOSTOME DUODÉNAL

ANKYLOSTOMASIE ET ANÉMIE DES MINEURS

INTRODUCTION

Ainsi que son titre l'indique, ce travail a pour but
l'étude de l'ankylostome duodénal envisagé au point de
vue de son développement et de son influence dans la pa-
thogénie de l'anémie. On connaît le rôle important joué
par ce parasite dans la maladie épidémique (ankylostomasie), qui a atteint les ouvriers employés au percement
du tunnel du St-Gothard. Dans ces dernières années,
M. le professeur Perroncito a attribué à ce même parasite l'anémie dite des houilleurs. Dès l'année 1882, à la
suite de recherches cliniques faites en collaboration
avec mon excellent ami et collègue J. Eraud, nous combattions la théorie essentiellement parasitaire de l'anémie des mineurs. Depuis cette époque, nous avons
poursuivi nos recherches et, arrivé au terme de nos
études médicales, nous ne pensons mieux faire que d'en
exposer le résultat.

1

Notre travail comprendra deux parties :

Dans la première partie, nous décrirons successivement: 1° le développement de l'ankylostome duodénal, soit à l'état de larve, soit à l'état adulte ; 2° l'histoire du parasite ; 3° l'ankylostomasie; enfin, dans un chapitre spécial, nous avons réuni un certain nombre d'observations recueillies par MM. Perroncito et Monighetti concernant des ouvriers du St-Gothard atteints d'anémie profonde. Pour la description de l'épidémie du St-Gothard (ankylostomasie), nous avons largement puisé dans l'excellent travail de M. le docteur Ed. Bugnion, de Lausanne.

La seconde partie de ce travail sera consacrée à l'étude de l'anémie des mineurs et de ses rapports avec l'ankylostome.

Après être entré dans quelques considérations générales sur la nature de l'anémie dite des mineurs, nous passerons à l'histoire de la découverte de l'ankylostome chez les houilleurs. Nous exposerons ensuite le résultat de nos recherches personnelles d'après lesquelles nous établirons le diagnostic différentiel de l'anémie des mineurs avec l'épidémie du St-Gothard (ankylostomasie). En terminant, nous essayerons de démontrer que l'anémie des mineurs peut exister sans parasites et que l'ankylostome ne produit pas fatalement l'anémie.

La tâche que nous nous sommes imposée a été rendue plus facile grâce au précieux concours de notre excellent ami J. Eraud, et à l'extrême obligeance de notre vieil ami le docteur R. Bertrand, qui a exécuté sur cuivre les magnifiques et nombreuses figures qui accompagnent ce travail : qu'ils veuillent bien agréer l'expression de ma plus profonde gratitude.

Nous nous empressons également d'adresser nos plus sincères remercîments à M. le docteur L. Blanc et à notre collègue d'internat M. Borry, qui ont bien voulu mettre à notre disposition leurs connaissances approfondies de la langue allemande ; à M. Casimir, externe des hôpitaux, pour la traduction des auteurs italiens, ainsi qu'à M. le docteur R. Longuet et à MM. Honnorat et Montagnon, internes des hôpitaux.

Avant d'aborder l'étude de notre sujet, qu'il nous soit permis d'exprimer toute notre reconnaissance à M. le professeur Lortet, doyen de la Faculté de médecine, qui nous a ouvert son laboratoire et qui a bien voulu nous faire l'honneur d'accepter la présidence de notre thèse inaugurale.

DÉVELOPPEMENT DE L'ANKYLOSTOME DUODÉNAL

Les œufs de l'ankylostome ont une forme ovoïde et sont constitués par une membrane extérieure nettement délimitée, au centre de laquelle se trouve le vitellus. Cette enveloppe extérieure ou coque est représentée par une substance hyaline, réfringente, jouissant en même temps d'une grande résistance et d'une grande porosité. On peut d'ailleurs s'en rendre compte en mettant les œufs en contact avec des acides violents (acide chlorhydrique, acide sulfurique), ou des liquides colorants (fuschine, carmin). Au bout de quelques instants, les liquides passent dans les nombreux pertuis de la coque qu'ils laissent intacte et colorent diversement le vitellus. Celui-ci subit de profondes modifications lorsque l'œuf a séjourné dans l'eau ; on observe bientôt une diminution du protoplasma qui se ratatine et devient impropre à la segmentation.

Lorsque l'on désire avoir des œufs du parasite pour les cultiver, il faut les rechercher dans les matières fécales immédiatement après la défécation.

Le procédé est des plus simples : il suffit de déposer sur une lamelle porte-objet une très petite quantité de matière fécale et de la délayer avec de l'eau simple ou de l'eau distillée. On pourrait encore se servir de la glycérine qui a l'avantage de faire voir plus facilement les œufs, mais qui offre l'inconvénient de diluer incomplétement les fèces et de rendre très-difficile la recherche des œufs, surtout s'ils sont en petit nombre. Cela fait, on porte la préparation sur le champ du microscope; l'oculaire 1 et l'objectif 3 de Vérick, donnent un grossissement très-suffisant pour reconnaître les œufs qui, normalement mesurent 0 mill. 052 de longueur et 0 mill. 032 de largeur (Perroncito).

La culture des œufs est aussi simple que la recherche. Le professeur Perroncito met les matières demi-liquides contenant les œufs dans un flacon à large ouverture recouvert d'un couvercle en papier que l'on a eu soin de trouer afin de laisser pénétrer l'air extérieur. Le vase est ensuite placé sur une étuve bien réglée, dont la température varie entre 25° et 30° centigrades. Ce procédé permet de suivre très exactement les transformations de l'œuf.

De notre côté, nous avons pu assister au développement de l'œuf en nous plaçant dans les conditions naturelles, c'est-à-dire en déposant les matières demi-molles dans un vase en fer-blanc à large ouverture et en l'exposant à l'air libre, à une température moyenne de 18 à 20 degrés : au bout de 20 jours, la larve arrivait à l'état parfait. Mais avant d'atteindre ce perfectionnement, l'œuf subit une série de changements, il passe par plusieurs phases que nous allons décrire.

1° *Période de segmentation.* — Lorsque l'on examine au microscope des œufs qui viennent d'être immédiatement expulsés avec les matières fécales, on peut déjà constater que plusieurs d'entre eux sont divisés en deux et même quelquefois quatre segments : l'œuf subit donc dans l'intestin un commencement d'évolution. Mais grâce à la transparence des conduits oviductes, on voit d'une façon très-nette, que le contenu de l'œuf se présente sous une forme granuleuse uniforme, au centre de laquelle existe un point plus foncé, le noyau protoplasmique. Bientôt, sous l'influence de la chaleur extérieure, le vitellus se divise en deux, puis quatre, six, huit et enfin en un nombre considérable de subdivisions, si bien qu'au bout de deux jours, toute trace de segmentation a disparu et l'œuf offre un aspect finement granuleux.

2° *Période embryonnaire.* — Dès le troisième jour, la masse protoplasmique prend une forme particulière : elle est évidée du centre à la périphérie, et renflée à ses deux extrémités, dont l'une constitue déjà la tête de l'embryon et jouit d'une certaine mobilité. Le quatrième jour, la vie s'empare de tout le protoplasma et l'on assiste à la naissance d'un embryon parfait. Celui-ci, encore contenu dans la coque, est enroulé en huit de chiffre et exécute des mouvements dans le plus grand diamètre de l'œuf. L'extrémité antérieure de cet embryon est légèrement obtuse, présentant à son sommet une dépression ou orifice buccal, à laquelle fait suite un canal digestif rudimentaire. Le corps de l'embryon est parsemé de fines granulations réfringentes, qui s'observent également jusqu'à l'extrémité postérieure terminée en pointe très-effilée.

3° *Période larvaire.* — Le lendemain, c'est-à-dire le cinquième jour, nous remarquons déjà des larves dans nos préparations microscopiques. La sortie de la larve peut s'effectuer de deux façons différentes, dans tous les points de la coque : tantôt, c'est la queue qui sort

la première, tantôt c'est la tête qui tout d'abord apparaît à l'extérieur. La figure IX représente la larve au
moment de sa sortie ; la tête était encore renfermée
dans la coque et serrée comme dans un anneau, à tel
point que l'extrémité supérieure formait un bourrelet
au niveau de l'orifice de sortie. Après la naissance de
la larve, il reste une coque absolument vide avec un
orifice plus ou moins circulaire par suite du retrait de
ses parois.

La larve nouvellement née est longue d'environ
0 mill. 2 (Perroncito), et revêtue d'une enveloppe chitineuse ; l'extrémité antérieure ou céphalique est arrondie ; à son sommet se trouve une dépression correspondant à l'œsophage constitué simplement par un conduit
filiforme et aboutissant à l'estomac. L'extrémité postérieure de la larve est acuminée ; le corps est parcouru
dans presque toute son étendue par le canal digestif
qui s'ouvre directement à l'extérieur sur une des parois
dans le voisinage de l'extrémité inférieure. Le tube
intestinal est tapissé de tous côtés par de grosses cellules transparentes, qui laissent entre elles et la paroi
un espace vide assez étendu.

Cette larve augmente rapidement de longueur et aussi
de volume ; le tube gastro-intestinal s'y distingue moins
nettement : à cette période, la larve offre un aspect
entièrement granuleux. Dans une de nos préparations,
la plupart des larves étaient animées de légers mouvements, d'autres, au contraire, étaient complètement immobiles, à tel point que nous les croyions mortes, alors qu'elles étaient seulement engourdies. Pour
les ramener à la vie, il nous a suffi de les soumettre à la

chaleur en concentrant sur la préparation les rayons solaires à l'aide du miroir réflecteur placé sous la lamelle porte-objet. En quelques secondes, la larve a manifesté sa vitalité par des mouvements d'une grande vivacité : à ce moment, elle est si peu résistante que quelques minutes de dessication suffisent pour la faire mourir.

Cette même larve ne tarde pas à subir une autre transformation : sa paroi externe sécrète en abondance une matière chitineuse, hyaline, qui finit par l'envelopper complétement, c'est ce phénomène particulier qui a été désigné par Perroncito sous le nom *d'encapsulement de la larve*. La partie supérieure de la capsule est percée d'une ouverture circulaire et dépasse de beaucoup la tête qui peut se mouvoir et se déplacer avec facilité dans cette sorte d'étui. La queue de la larve est également libre dans la partie inférieure de cette capsule qui est deux fois plus longue que celle de l'extrémité céphalique : dans tous les autres points, cette nouvelle enveloppe est intimement soudée au corps de la larve. Les mouvements dont elle est animée, sont énergiques : elle s'enroule et se déroule avec rapidité, et pendant ces mouvements qui se passent sur place, la capsule se plisse et forme des festons manifestement visibles au niveau de l'extrémité postérieure. Quant à la larve elle-même, elle offre à peu près le même aspect qu'avant l'encapsulement ; toutefois, on distingue nettement le canal œsophagien et l'anus, dont l'ouverture est masquée par la membrane de nouvelle formation et qui augmente de plusieurs millimètres la longueur totale de la larve encapsulée.

Le douzième jour, nous constatons, dans les parties comprises entre les enveloppes extérieures, l'apparition de petites plaques d'un blanc nacré qui envahissent la larve, de la périphérie au centre. Ces plaques de forme tantôt arrondie, tantôt ovale, de dimensions variables, et formées de sels calcaires (Perroncito), recouvrent complétement la larve et constituent la période de *calcification de la larve*. Dans la figure XII qui représente le stade de calcification, la partie supérieure de la larve n'a pas encore subi la transformation calcaire et la tête est encore recouverte par sa capsule.

Au bout du vingtième jour, nous reconnaissions dans nos préparations une larve d'un nouvel aspect, celui d'une larve arrivée à l'état de maturité parfaite. Celle-ci est formée par une membrane extérieure très-transparente ; la tête est obtuse, présentant à son centre la bouche à laquelle font suite l'œsophage et l'estomac qui est entouré surtout à sa base de nombreuses cellules épithéliales. Le tube intestinal est volumineux et rectiligne : il se termine par l'anus qui s'ouvre obliquement auprès de l'extrémité terminale qui est très-effilée. Sur tout son trajet, l'intestin est entouré d'une substance finement granuleuse et les parties latérales translucides sont segmentées par de légères incisures. La larve, à l'état parfait, atteint en longueur 0 mill. 520 et en largeur 0 mill. 018 (Perroncito).

C'est sous cette forme que l'on découvrira microscopiquement la larve dans les eaux, les boues des marais ou dans les matières fécales exposées à une température convenable, où elle peut conserver ses propriétés vitales pendant plus d'un mois (Perroncito).

Cette larve ne subit pas d'autres transformations tant qu'elle séjourne dans le milieu où elle a pris naissance; mais elle se développe rapidement dans le tube gastro-intestinal et arrive à l'état d'ankylostome dans un temps assez court, si l'on en juge d'après ce qui se produit chez le chien. Leuckart, en effet, a constaté l'accouplement des deux individus (trois mois après la transmission de jeunes larves au chien).

D'après les recherches de Grassi, de Perroncito, l'ingestion de la larve encapsulée, peut déjà se développer dans l'estomac sous l'influence du suc gastrique qui fait disparaître la capsule et donne naissance à un helminthe parfait. L'absorption des œufs chez les chiens n'a jamais donné de résultats.

Ankylostome duodénal

L'ankylostome duodénal (ankylostoma, αγκύλος, courbe στόμα, bouche), est un helminthe de la classe des Nématodes, que l'on rencontre de préférence dans la première portion de l'intestin (duodénum).

La description suivante sera faite d'après l'examen microscopique des parasites expulsés par les houilleurs du bassin de la Loire. Ces helminthes sont très-difficiles à distinguer au milieu des matières fécales qui les contiennent, après l'administration du vermifuge, et le plus souvent, malgré leur nombre quelquefois considérable, il est impossible de découvrir un seul parasite sans avoir préalablement délayé les fèces sur un tamis à toile métallique très-fine, c'est alors seulement que l'on peut facilement reconnaître à l'œil nu l'ankylostome duodénal.

Cet helminthe se présente sous une forme allongée : ses dimensions sont variables suivant qu'il s'agit du mâle ou de la femelle. Après leur mort, ces parasites sont légèrement courbés à leurs deux extrémités ; ils offrent à la périphérie, une coloration blanchâtre, et au centre, un aspect plus ou moins rouge suivant la quantité de sang absorbé et suivant aussi l'époque à laquelle le liquide sanguin a été ingéré. La plupart d'entre eux présentent, même au microscope, un intestin renfermant des matières digérées (sang, cellules épithéliales, etc.), mais on n'y voit pas de sang pur. Cet état de l'intestin est une preuve de la lenteur de la digestion, circonstance qui diminue les chances de l'anémie par absorption sanguine.

Les ankylostomes mâles sont beaucoup moins nombreux que les femelles, et dans un cas, sur 280 parasites, il n'y avait que 24 mâles. Le mâle et la femelle ont des caractères communs : tous deux sont revêtus d'une enveloppe chitineuse transparente avec une fine striation transversale, qui semble limitée aux parties latérales ; d'autres fois, au contraire, celle-ci paraissait occuper toute la membrane enveloppante ; peut-être s'agit il, dans ces cas, d'un artifice de préparation ou plutôt d'une variété de ce parasite !

La tête, l'œsophage et l'estomac offrent la même configuration dans les deux sexes ; toutefois, chez le mâle, ces mêmes organes sont moins développés.

La tête de l'ankylostome est assez régulièrement arrondie et présente à son centre une ouverture circulaire qui constitue la bouche, dont la direction oblique de haut en bas, empiéte légèrement sur la face dorsale. La bouche est limitée par une membrane hyaline qui s'applique exactement sur la muqueuse intestinale et fait l'office de ventouse. Au pourtour de l'orifice buccal et plongeant dans sa cavité, se distinguent très-nettement des crochets triangulaires à concavité interne et d'aspect blanc-jaunâtre ; ceux-ci, au nombre de deux de chaque côté, occupent à peu près la partie moyenne de la bouche. Ces crochets ou dents s'implantent profondément dans un bourrelet fibro-musculaire très-épais qui forme une saillie considérable sur les parties latérales de la bouche. Les crochets sont mis en mouvement par la contraction des faisceaux musculaires qui enveloppent l'extrémité céphalique dont ils constituent la partie la plus résistante : ces muscles se dirigent du côté de l'orifice supérieur de l'œsophage, où ils semblent prendre leur insertion fixe. Dans l'intérieur de la bouche et un peu au-dessus de l'œsophage, il existe de chaque côté un prolongement triangulaire (lame cornée) présentant, comme les crochets, un aspect brillant et qui s'insère par une large base à la partie inférieure de la masse musculaire péricéphalique. Notre fig. II montre la disposition des crochets d'un helminthe inerte ou bien fixé à la paroi intestinale ; chez le nématode vivant, les dents s'élèvent en même temps qu'elles se redressent et s'accrochent à la muqueuse qu'elles perforent. La suspension accomplie, le faisceau musculaire prend alors son point d'implantation fixe au niveau des crochets et

fait saillir les lames cornées dont le but est de percer
la muqueuse intestinale. Lorsque le sang cesse de
s'écouler, l'helminthe peut répéter ce mouvement tant
que le besoin s'en fait sentir.

Immédiatement au-dessous de la tête, le corps de
l'ankylostome diminue sensiblement de volume pour
augmenter un peu plus bas, au niveau de la partie inférieure de l'estomac.

A la cavité buccale fait suite l'œsophage, dont la
partie supérieure est fixée à l'arrière-bouche par une
large surface ; un renflement fibro-musculaire jouant
le rôle de sphincter, sépare la bouche de l'œsophage.
Après un court trajet, le conduit œsophagien augmente
de volume et constitue, par sa dilatation, la poche
stomacale. Ces deux organes sont formés par une
membrane musculaire de coloration jaunâtre, brunâtre
et parcourue longitudinalement par des lignes plus
foncées ; parmi ces traînées, celle qui occupe le
centre, se distingue des autres par sa coloration
noirâtre ; en dehors d'elle, existe de chaque côté,
une bande très-finement denticulée, enfin, à la
partie la plus externe, on voit une dernière bande
foncée : les parties interceptées par ces lignes sont
divisées par des stries transversales également noirâtres.

L'estomac se termine par deux lobes légèrement ar-
rondis à l'intersection desquels se trouve l'orifice de
communication avec l'intestin. A ce niveau, sont appendus à l'estomac des lobules ovoïdes ayant une coloration et une striation identiques à celles de la paroi

stomacale : ce sont les *glandes stomacales*, au nombre de quatre, deux antérieures et deux postérieures.

Entre la membrane d'enveloppe et la paroi externe de l'œsophage et de l'estomac, on trouve de chaque côté une longue bande gris blanchâtre, présentant un diverticulum, dont le point d'origine se perd au niveau de la partie supérieure de l'intestin, et qui vient s'ouvrir dans la cavité buccale après avoir contourné la tête dans sa partie la plus élevée : ce sont les *glandes salivaires* qui, d'après M. Mégnin, sécrèteraient une salive irritante comme celle des acariens et des cousins et qui déterminerait l'inflammation chronique de la muqueuse intestinale.

L'intestin est rectiligne et très-développé ; comme l'estomac, il présente sur toute son étendue, des bandes musculaires longitudinales : le tube intestinal est en outre recouvert d'une enveloppe lamelleuse très-délicate.

Tels sont les caractères communs à la fois à l'anky-lostome *mâle et femelle :* nous allons maintenant passer en revue les particularités que présente chacun d'eux.

Femelle. — Elle mesure d'une extrémité à l'autre y compris le spicule, 15 à 18 millim. : elle est beaucoup plus volumineuse que le mâle.

L'intestin se termine par un renflement ampullaire auquel succède l'anus obliquement dirigé de haut en bas et situé près de l'extrémité postérieure du parasite. Du même côté que l'anus, et au niveau du tiers postérieur, se trouve un autre orifice, la vulve, dont l'ouverture extérieure est moins oblique que celle de l'orifice anal. Autour de l'utérus, se voient les conduits ovigènes

et oviductes ; ces derniers renferment une grande quantité
d'œufs déjà revêtus de leur coque. Les organes généra-
teurs très-développés dessinent des contours multiples
et enveloppent circulairement la plus grande partie de
l'intestin.

L'extrémité postérieure de la femelle est surmontée
d'une pointe très-acérée de 2 à 3 mill. de longueur, résultant de l'épaississement des fibres qui composent la
lamelle enveloppante de l'intestin. Cette pointe terminale manque souvent, et son absence est due à une cause
extérieure, telle que le traumatisme pendant le délayage
et le tamisage des matières fécales.

Male. — Il est beaucoup plus petit que la femelle,
sa longueur ne dépasse pas 9 à 12 mill. L'intestin se
termine à l'extrémité la plus inférieure du corps par un
anus qui occupe la partie médiane. L'extrémité caudale
large, aplatie transversalement, est munie de *prolongements digitiformes*, véritables tentacules, qui sont des
organes de préhension : ces prolongements sont au
nombre de sept, l'un occupe la face dorsale, et les
autres sont situés sur les parties latérales. Les prolongements digitiformes sont recouverts par la membrane
extérieure qui, par transparence, permet de distinguer
sur chacun d'eux une traînée blanchâtre de nature car-
tilagineuse, à la périphérie de laquelle se trouvent des
amas de matière granuleuse : l'extrémité terminale de
chaque prolongement est légèrement oblique et taillée
aux dépens de sa face interne.

Outre la disposition en cupule de son extrémité inférieure, le mâle est pourvu de deux pénis striés circu-

lairement sur tout leur trajet. Ces deux organes sont ordinairement de longueur différente : ils émergent du corps de l'helminthe au même niveau que l'anus, puis deviennent divergents. Chaque pénis est muni à sa partie supérieure d'un renflement elliptique, transparent, qui constitue les vésicules séminales : l'extrémité inférieure du pénis se termine par une pointe très-effilée.

Ainsi que l'ont vu et décrit Dubini, Bilharz, Bugnion, de Lausanne, la fécondation de la femelle a lieu dans l'intestin. Pendant le coït, le mâle applique son extrémité inférieure sur la vulve de la femelle ; il se maintient dans cette position à l'aide des prolongements digitiformes. D'après M. Bugnion, à qui nous avons emprunté notre fig. V, les organes filiformes que nous regardons comme un pénis double, ne seraient pour ce médecin que des organes fixateurs qu'il désigne sous le nom de spicules, et « l'anus fonctionne en même temps comme *porus genitalis*, car c'est là que s'ouvrent à la fois le canal déférent et l'intestin. »

Les prolongements digitiformes suffisent à maintenir le mâle dans une position favorable à l'accouplement, et nous considérons les spicules décrits par M. Bugnion, non pas comme des organes de fixation, mais comme des conduits spermatophores et dont le nombre implique, selon toute vraisemblance, l'existence d'un utérus double. Cette idée nous paraît justifiée par la quantité prodigieuse des œufs que nous avons pu voir par transparence dans les conduits oviductes de l'ankylostome femelle.

HISTORIQUE

L'ankylostome duodénal a été découvert en 1838, par Angelo Dubini, en faisant l'autopsie d'une jeune fille, morte de pneumonie à l'hôpital de Milan. Cette découverte due exclusivement au hasard, ne manqua pas d'attirer l'attention de ce médecin italien, qui s'empressa de faire de nouvelles recherches. Le résultat ne s'en fit pas longtemps attendre, car, en 1849, Dubini déclarait avoir trouvé le même parasite dans vingt pour cent des cadavres dont il avait pu faire l'autopsie. Dans tous ces cas, la présence du sang dans l'intestin ou dans les selles n'a jamais été signalée et il ne paraissait pas y avoir de relations directes entre le grand nombre de parasites trouvés et l'intensité des phénomènes observés. Dans un seul cas, dit Dubini, chez une vieille femme morte cachectique avec diarrhée chronique, les centaines de ces vers ont pu faire croire qu'ils avaient occasionné la mort. Les maladies diverses dont meurent les sujets dans lesquels on rencontre l'ankylostome, peuvent n'offrir aucun rapport entre les phénomènes observés et la présence des vers. Mais, on trouve le plus souvent ceux-ci chez les individus amaigris, à constitution délabrée,

chez les cachectiques, les diarrhéiques, les leucophlegma-
tiques.

Quelques années avant la publication de ces observations cliniques, Castiglioni (1844) annonçait qu'il venait
de trouver le même parasite.

En 1847, Pruner, dans son travail « *Les maladies des
Orients* » rapporte qu'il a rencontré l'ankylostome un
assez grand nombre de fois, chez les sujets cachectiques,
scrofuleux, ou atteints d'hydropisies.

D'après Davaine et sur les instances de Von Siebold, de
nouvelles recherches furent faites en Egypte, d'abord par
Bilharz (1852), et ensuite par Griesinger (1854), autrefois
Directeur de l'école de Médecine, au Caire. Ces deux observateurs déclarent avoir trouvé maintes fois l'ankylostome
et n'hésitent pas à lui attribuer la *chlorose d'Egypte*.
De nombreuses autopsies ont permis à Griesinger de
constater que les ankylostomes percent la membrane
muqueuse de l'intestin et pénètrent même jusque dans
le tissu sous-muqueux. Par cette ouverture, le sang se
répand librement dans l'intestin dont la cavité contient
quelquefois une notable quantité de ce liquide. L'helminthe ayant pénétré dans l'épaisseur de la paroi intestinale, est logé dans la cavité même où s'est épanché le
sang dont il est tout gorgé et entièrement recouvert à
l'extérieur.

Dès l'année 1855, Küschenmeister a signalé la présence de l'ankylostome, en Islande Cette découverte
est confirmée par Van Beneden et Gervais (1859), dans
leur traité de zoologie médicale et plus tard par Moquin-
Tandon (1862). Leuckart (1875), de son côté, nie son
existence, d'après les renseignements qui lui ont été

fournis par M. le docteur Krabbe. Enfin, d'après le docteur Cauvet, professeur à la Faculté de médecine de Lyon, Eschricht aurait également constaté l'ankylostome en Islande.

En 1866, un médecin allemand, le docteur Würcherer, rencontre l'ankylostome à Bahia et lui attribue la maladie que l'on désigne au Brésil et dans les pays chauds sous le nom d'*Opilacão*. Presque en même temps le docteur Rion de Kérangel le signale à Cayenne.

Le 20 janvier 1867, et pour la deuxième fois, l'ankylostome est observé à Mayotte, par les docteurs Grenier et Monestier: Le malade porteur des parasites avait succombé à cette affection tropicale désignée sous le nom de *cachexie aqueuse* ou mal de cœur.

Quatre années plus tard (1871), le docteur Délioux de Savignac, lit à l'Académie de médecine une note sur l'ankylostome duodénal, entozoaire reconnu fréquent chez les sujets atteints de l'anémie des pays chauds. Il montre, en outre, à l'assemblée un des parasites qui avait été trouvé par un médecin exerçant à Bahia. Aucun renseignement clinique, aucune conclusion n'accompagne cette communication.

De nouvelles observations ne tardèrent pas à être rapportées par J. Rodriguez de Moura, qui dès 1872, publiait un travail ayant pour titre « *De l'Hypohémie intertropicale considérée comme maladie vermineuse.* » Ce médecin pense que cette affection est due à la présence de l'ankylostome duodénal, et, à ce sujet, il rapporte trois observations, l'une due à Priesinger, la deuxième à Würcherer et la troisième au docteur Faria.

Dans ces trois cas, il y avait une identité absolue au

point de vue clinique ; chez tous ces malades, on constatait, en effet, une anémie profonde, avec œdème, oppression, etc. A l'autopsie, on découvrit dans le duodénum et dans l'intestin grêle, de nombreux ankylostomes appendus à la muqueuse qui présentait une ecchymose sur le point de l'insertion des parasites et quelquefois des traces d'hémorrhagies. Ces helminthes, ajoute Rodriguez de Moura, n'ont point été rencontrés sur des sujets ayant succombé à d'autres cachexies parvenues à un état avancé ou à des maladies différentes.

Dans le même travail, de Moura cite le cas du docteur Forres Homen, de Rio-de-Janeiro, qui avait porté, chez un de ses malades, le diagnostic de cachexie palustre. A l'autopsie, on trouva de nombreux ankylostomes dans l'estomac et dans le duodénum ; ce médecin en conclut que le patient était atteint d'hypohémie.

Dans son traité de climatologie médicale (1879), le docteur Lombard écrit que « la dyspepsie désignée « sous le nom de mal de cœur ou cachexie aqueuse, est « excessivement commune au Brésil ; elle atteint surtout « les nègres et les mulâtres, mais elle ne dépasse pas le « tropique du capricorne. Elle reconnaît pour cause « l'entozoaire, désigné sous le nom d'*ankylostome duo-* « *dénal* qui a été décrit par le docteur Würcherer, « de Bahia, et qui est identique à celui qui produit en « Egypte la chlorose, décrite par Griesinger. C'est une « maladie toute différente de la cachexie palustre. »

Passant en revue les parasites des pays chauds, le même auteur (1881) constate que « l'ankylostome duo- « dénal et le tricocéphale ne se rencontrent que dans « les régions chaudes ou tropicales. »

Enfin, en 1882, l'ankylostome est observé par le professeur Mc. Connell, à Calcutta, par MM. Cobbold (T. S.), en Egypte ; par Luz (A), à Rio-de-Janeiro ; par Rodriguez-Mendez, en Espagne.

Parmi les nombreux parasites que l'on rencontre chez l'homme au Japon, le Docteur Rémy (1883) signale la fréquence de l'ankylostome qui produit une anémie très prononcée, consécutive à des pertes de sang légères, mais quotidiennes.

Depuis les découvertes de Dubini et de Castiglioni (1838-1844), l'ankylostome avait complètement disparu de nos contrées et semblait devoir être considéré comme un parasite spécial aux régions tropicales, lorsque le professeur Sangalli (1866), à Pavie, annonça qu'il avait retrouvé cet helminthe chez un grand nombre de sujets autopsiés.

En 1875, il entre dans le service du Docteur Kolisko, de Vienne (Autriche), un malade atteint d'œdème généralisé et qui ne tarde pas à succomber. En pratiquant l'autopsie de ce sujet, âgé de 40 ans, le Docteur Kundrath, trouva dans l'intestin de nombreux ankylostomes et porta le diagnostic d'ankylostomasie. Cet homme était né dans les environs de Vienne, et n'avait pas quitté l'Autriche : cependant, telle n'est point l'opinion du docteur Helsch qui prétend que le patient avait été militaire en Italie, et que là il avait contracté sa maladie fatale.

A partir de cette époque, l'ankylostome est rencontré très souvent en Italie et signalé sur presque tous les points de la péninsule Il est constaté à Florence par les docteurs Sonnino et Morelli (1877), Ciniselli (1878), à

Pavie, Grassi et Parona (1878), à Pavie et en même temps à Milan. C'est à ce moment que Grassi reconnaît, pour la première fois, à l'aide du microscope, l'existence des œufs du parasite dans les matières fécales.

Au mois de février 1879, le professeur Roth, de Bâle, trouve l'ankylostome chez un soldat suisse qui avait servi à Java et à Bornéo et qui avait succombé à l'hôpital de Bâle, atteint de cachexie paludéenne. L'intestin contenait en tout 82 ankylostomes, dont 35 mâles et 47 femelles.

La même année, le Docteur Perroncito, de Turin, reconnaît l'ankylostome chez un garde civique de Carignan qui avait autrefois séjourné dans les environs de Mantoue où il existe des rizières. Des recherches ultérieures ont démontré la fréquence du parasite dans ces régions marécageuses. C'est ce qu'il résulte des observations faites par le professeur Bozzolo et reproduites par le docteur Bugnion (de Lausanne).

En même temps que le Docteur Perroncito faisait sa découverte, le Docteur Graziadei signalait la présence de l'ankylostome chez quatre tuiliers de la province de Turin. A l'autopsie de l'un d'eux, mort deux mois après son entrée à l'hôpital, on trouva plus de mille parasites dans son intestin. Quelques mois plus tard, le professeur Bozzolo citait d'autres faits se rapportant à des ouvriers employés à la fabrication de la tuile.

Au commencement de l'année 1880, le percement du tunnel du St-Gothard qui était alors en pleine activité et qui occupait plus de mille ouvriers, devait bientôt permettre aux médecins italiens de se livrer à de nouvelles et importantes investigations. Le premier, le professeur Bozzolo découvre l'ankylostome duodénal chez un ouvrier du St-Gothard atteint, selon toute vraisemblance, d'anémie pernicieuse. Le malade ne tarda pas à succomber à l'hôpital de Turin, et à l'autopsie, le Docteur Colomiatti découvrit dans le duodénum et le jéjunum, environ 1500 parasites, la plupart gorgés de sang.

D'après les renseignements obtenus du vivant de cet ouvrier, il résultait qu'un grand nombre de ses camarades présentaient les mêmes phénomènes pathologiques. De nouvelles recherches furent aussitôt entreprises et les résultats ne se firent pas longtemps attendre.

En effet, le 15 mars 1880, les docteurs Concato et Perroncito, adressaient à l'Académie des sciences de Paris, la communication suivante : « Trois individus, affectés « d'ankylostomiase, viennent d'être admis dans la clini- « que de l'un de nous (Concato). L'examen des fèces « indique que le nombre des ankylostomes contenus dans « l'intestin, doit être assez considérable, et cette opinion « est corroborée par l'état des malades. Tous trois, en « effet, sont profondément épuisés par le fait d'une « grave et menaçante anémie. »

A peu près à la même époque, le gouvernement suisse frappé des ravages qui sévissaient parmi les ouvriers du St-Gothard, priait le docteur Sonderegger de faire une enquête minutieuse à l'effet de déterminer la nature de cette affection. Le rapport de ce médecin, publié le 18 mars 1880, établissait que la maladie du St-Gothard était due à d'autres causes qu'à la présence des ankylostomes. Tel était également l'avis du docteur Lombard, de Genève, et celui du docteur Fodéré, médecin à Goschenen ; tous ces observateurs, ainsi que MM. Bozzolo et Pagliani faisaient jouer au parasite un rôle secondaire.

Cependant, quelques mois plus tard (15 octobre 1880), le docteur Sonderegger publia l'observation d'un ingénieur atteint d'anémie et chez lequel l'expulsion de 90 ankylostomes fut suivie d'une amélioration rapide. Ce fait montrait d'autant mieux l'influence prépondérante des parasites que cet ingénieur travaillait en dehors du tunnel : c'est à la suite de cet exemple que M. Sonderegger fut obligé de se rendre à la théorie parasitaire.

De nombreux cas d'anémie causés par l'ankylostome sont dès lors observés par les médecins suisses, notamment par Baumler (novembre 1880), par Schönbachler, à l'hôpital de Schwitz, qui compta jusqu'à 300 vers ; par le professeur Immermann (14 mars 1881), par le docteur Bugnion, de Lausanne (mai 1881), qui trouva et l'ankylostome et l'anguillule stercorale déjà signalée par Perroncito, chez les ouvriers du St-Gothard.

Pendant ce temps, les recherches se multiplient en Italie, et le 29 décembre 1880, le Professeur Perroncito publie un travail de la plus haute importance. L'auteur, après avoir décrit le développement de ce parasite si redoutable, se livra à une étude des plus sérieuses au point de vue clinique, et conclut de la façon la plus affirmative, à la nature essentiellement parasitaire de l'anémie des ouvriers du St-Gothard.

En 1881, le docteur Binz, fait paraître un travail sur l'ankylostome duodénal, cause de l'anémie des mineurs chez des ouvriers employés dans les mines de la Hongrie, à Schemnitz et à Kremnitz.

L'ankylostome est encore signalé (1882) chez les ouvriers employés à l'exploitation du soufre dans les environs de Cesena, dans la Romagne (Italie). Le docteur Cantu, en même temps qu'il constatait ces helminthes chez des mineurs atteints d'anémie, concluait que cette maladie différait de celle des ouvriers du St-Gothard, en s'appuyant sur l'absence des douleurs abdominales, des troubles gastro-intestinaux, sur le petit nombre de parasites et sur l'impuissance du traitement parasitaire.

La même année, les docteurs Salomoni (A.), à Crémone; Pistoni, à Bologne; Falconi, à Cagliari; W. Shulthess, à Zurich, étudient l'ankylostome au point de vue clinique et descriptif.

Cet helminthe qui avait été principalement observé en Italie et en Suisse, ne devait pas tarder, grâce à nos rapides moyens de communication, à être constaté dans d'autres parties du continent. Dès le mois d'août 1881, le docteur Paul Meyer trouve l'ankylostome chez un ancien ouvrier du St-Gothard, qui travaillait alors à Strasbourg et qui était entré à l'hôpital de cette ville.

L'ankylostome duodénal est vu pour la première fois (1883), en Allemagne, par Menche et en Belgique par le docteur Firket chez des briquetiers anémiques. Le malade de M. Firket, « paraît avoir contracté la maladie en travaillant comme briquetier aux environs de Cologne...... De nombreux terrassiers italiens sont actuellement employés aux travaux d'agrandissement de fortifications de Cologne, et c'est probablement parmi eux qu'il faut chercher les agents de la propagation de l'ankylostomasie. »

Enfin, dans un travail qui a paru récemment, un médecin allemand, le docteur Leichtenstern (1885) conclut à la présence constante des ankylostomes dans l'anémie des briquetiers. Pour M. Masius qui étudie actuellement la question, cette dernière opinion est empreinte d'exagération.

DE L'ANKYLOSTOMASIE

SYMPTOMATOLOGIE

D'après les descriptions des médecins italiens (Bozzolo, Perroncito, etc.), et celle de Bugnion, de Lausanne, la maladie qui a sévi avec tant d'intensité et qui a frappé un si grand nombre d'ouvriers gottardiens, débute d'une façon lente et insidieuse. Toutefois, chez un malade traité par le professeur Immermann et dont l'observation est rapportée par Bugnion, l'invasion de la maladie aurait été presque subite et caractérisée, dès le début, par « de violents maux de ventre, accompagnés de « vomissements (trois à quatre fois par jour), de la « diarrhée et de la perte de l'appétit. » Habituellement, on observe tout d'abord du malaise général, de l'anorexie, bientôt suivie de la perte des forces et de faiblesse générale.

Les malades présentent de bonne heure tous les signes d'une anémie profonde et qui, dans certains cas, se termine par la mort. Les téguments de la face offrent une coloration jaunâtre ; les muqueuses labiale, gingivale, palpébrale, les ailes du nez, les oreilles sont complétement décolorées.

Mais des troubles beaucoup plus sérieux existent du côté de l'organe central de la circulation. Bozzolo, Perroncito, Monighetti, insistent tout particulièrement sur l'hypertrophie du cœur, les souffles cardio-vasculaires auxquels viennent se joindre des palpitations, de

la pesanteur et de l'anxiété précordiales. On constate
également de la céphalalgie, des vertiges et des bourdonnements d'oreilles : enfin, dans les cas graves, appa-
raissent de l'œdème des extrémités, de la bouffissure de la
face et des paupières, des lipothymies, des syncopes,
etc.

En même temps, les malades se plaignent d'accidents
ayant pour siège le tube digestif tout entier. Ces troubles
sont caractérisés, du côté de l'estomac, par des éructa-
tions, des nausées, des vomissements glaireux ou
alimentaires, quelquefois très fréquents. Du côté de
l'intestin lui-même, on observe parfois de la diarrhée, mais, le plus souvent, c'est la constipation qui
domine. Les selles sanguinolentes sont rares ; cependant, le Docteur Sahli, dans les deux observations qu'il
rapporte, signale des selles diarrhéiques, noirâtres
et sanguinolentes. En outre, le ventre est volumineux, météorisé, douloureux à la pression, surtout au
niveau de la région duodénale. Le Docteur Perroncito
attribue une grande valeur à ces derniers symptômes,
car ils ont rarement fait défaut chez les nombreux malades qu'il a eu l'occasion d'observer. De son côté,
M. Sahli, prétend que les coliques sont un symptôme
constant de la maladie. Dans les cas graves, la termi-
naison fatale est précédée de l'apparition de l'anasarque
généralisée, de diarrhée incoercible et d'hémorrhagies
intestinales.

L'examen microscopique du sang a permis, le plus
souvent, de constater une diminution considérable des
globules rouges, et dans un cas, Bozzolo et Thoma ont
compté seulement 1,465,000 globules par millimètre

cube : il en est de même de l'hémoglobine, qui peut être réduite au sixième de la proportion normale (Bizzozero). On ne constate pas généralement, selon Monighetti, de diminution des globules rouges ; quant aux globules blancs, leur augmentation est insensible.

Les urines sont généralement assez abondantes, peu colorées et riches en indican. Bugnion observe aussi une diminution de l'urée (Graziadei) ; l'albumine ne se rencontre que dans les cas d'anémie très profonde et qui s'accompagnent d'anasarque.

Les matières fécales sont ordinairement dures et colorées en brun par une certaine quantité de sang incomplétement digéré : les selles sanguinolentes ont été rarement observées chez les anémiques du St-Gothard.

Ce sont ces mêmes symptômes que Perroncito, Graziadei, Bozzolo, en Italie, Menche en Allemagne, ont signalé chez des tuiliers ou briquetiers anémiques qui étaient porteurs de nombreux ankylostomes.

ANATOMIE PATHOLOGIQUE

Chez tous les malades qui ont succombé à l'anémie et chez lesquels l'autopsie a pu être pratiquée, l'ouverture de l'intestin a toujours permis de constater l'existence des ankylostomes. Ces parasites ont été trouvés quelquefois en quantité considérable et on a pu compter jusqu'à 800, 1,200 et même 1,500 helminthes. A l'autopsie, on retrouve la plupart des parasites dans la portion moyenne de l'intestin grêle, mélangés aux produits de la digestion : quelques-uns même sont encore fixés aux parois intestinales, bien qu'ils soient tous inertes.

Pendant la vie, les ankylostomes occupent la partie supérieure de l'intestin ; leur siège de prédilection est le duodénum et le jéjunum, cependant on en voit également au niveau de l'iléon.

A l'autopsie d'un mineur de St-Étienne, mort de tuberculose pulmonaire, nous avons observé cet helminthe, dont la présence nous avait été révélée pendant la vie, par la découverte des œufs dans les selles. Après avoir ouvert l'intestin, nous avons pu compter vingt-cinq parasites : tous étaient sans mouvement vingt-quatre heures après la mort et le plus grand nombre a été recueilli au milieu des matières contenues dans l'intestin grêle. Ces helminthes se présentaient sous un aspect blanc jaunâtre et légèrement recourbés à leurs deux extrémités. Cependant, quelques parasites étaient encore adhérents à la muqueuse au niveau du duodénum et du jéjunum ; placés sous les valvules conniventes, la tête dirigée du côté du pylore, le corps allongé et légèrement rosé, ils résistaient encore à une traction assez énergique. Après avoir arraché le parasite, on voyait très manifestement un point rougeâtre semblable à une piqûre de puce et correspondant à la tête de l'ankylostome. Les premières portions de l'intestin contenaient des aliments incomplétement digérés sans aucune trace de sang épanché.

Mais, il n'en n'est pas toujours ainsi ; car, dans les autopsies faites en Italie, les médecins ont signalé, sinon toujours, du moins assez souvent, la présence d'une certaine quantité de sang dans le duodénum et le jéjunum. Cet épanchement sanguin est fourni par les morsures que pratique l'ankylostome avec ses crochets.

Il est possible que le parasite, après avoir absorbé le sang
dans le point où il s'était primitivement fixé, l'abandonne
ensuite pour aller chercher un peu plus loin un nouvel
élément de nutrition. On peut expliquer ainsi l'abondance des hémorrhagies, car le parasite ayant lâché
prise, laisse une ouverture béante par laquelle le sang
s'écoule avec facilité.

Il en résulte une anémie de tous les viscères : le cœur,
le foie, la rate, le cerveau, sont pâles, décolorés ; il en
est de même des muscles. Le foie et la rate seraient
plutôt atrophiés (Bugnion) ; les reins subissent la dégé-
nérescence amyloïde.

Malgré des lésions aussi accentuées, on constate l'in-
tégrité du panicule adipeux.

DIAGNOSTIC ET PRONOSTIC

Chez un malade présentant tous les signes d'une
anémie profonde, atteint, en outre, de troubles gastro-
intestinaux (vomissements, coliques, tympanisme duodénal, hémorrhagies intestinales,) le médecin sera en
droit de soupçonner l'ankylostomasie. Mais un diagnostic certain ne peut être établi qu'à la suite de l'examen microscopique des selles qui permettra d'y découvrir
les œufs du parasite.

C'est également le moyen de faire le diagnostic différentiel soit avec l'anémie pernicieuse, soit avec la
cachexie paludéenne, bien que chez les paludéens le
foie et la rate soient souvent douloureux et presque toujours augmentés de volume.

Dans la seconde partie de ce travail, nous étudierons

les rapports qui existent au point de vue symptomatique entre l'ankylostomasie et l'anémie des mineurs.

Le pronostic de l'ankylostomasie est généralement bénin lorsque le traitement antihelminthique est promptement appliqué : dans le cas contraire, la mort peut survenir par cachexie. Cependant, la guérison peut se faire spontanément, car d'après Parona, les ankylostomes peuvent disparaître d'eux-mêmes.

TRAITEMENT

A peine l'ankylostome était-il découvert que Griesinger proposait de l'expulser à l'aide du calomel et de l'essence de térébenthine.

Depuis cette époque, de nombreux médicaments ont été employés avec succès ; ce sont la santonine associée au calomel (Grassi et Parona) (santonine 0,15 et calomel 0,20) ; l'extrait de fougère unie au jalap et à la santonine (Sonderegger), la doliarine (Würcherer, Bozzolo), substance cristalline extraite d'un arbre du Brésil (Ficus doliaria), à la dose de trois cuillerées à café par jour, le thymol (Perroncito, deux à dix grammes par jour en trois ou quatre fois), l'acide thymique, (10 grammes). Mais le médicament qui a donné, sans contredit, les meilleurs résultats et qui est actuellement employé en Italie, c'est l'extrait éthéré de fougère mâle, délayé dans la teinture de fougère. M. le Professeur Perroncito, qui a administré fort souvent ce médicament, le reconnaît comme l'antihelminthique par excellence ; sa formule est la suivante :

Extrait éthéré de fougère mâle....... 8 à 10 gr.

Teinture de fougère .... 100 gr.

Il fait absorber ce mélange en deux ou trois fois dans l'espace d'une demi-heure, et la même dose est répétée pendant trois jours consécutifs. Le médicament doit être pris à jeun ; il est préférable de donner la veille un léger laxatif. Au bout du troisième jour on prescrit un purgatif (l'huile de ricin). Il est rare que tous les parasites soient expulsés en une seule fois, aussi faut-il recommencer ce traitement tant que le microscope permet de découvrir des œufs dans les selles.

C'est à l'aide de ce vermifuge, que les médecins italiens et le Professeur Perroncito surtout, ont réussi à guérir des centaines d'ouvriers anémiques. La rapidité de la guérison qui, dans les cas les plus graves, n'a pas dépassé un mois et demi ou deux mois, est une preuve certaine de l'énorme influence des parasites dans la production de l'anémie chez les mineurs gottardiens.

En présence de ces résultats thérapeutiques, le Professeur Perroncito n'hésite pas à conclure que : 1° l'anémie pernicieuse des paysans des rizières, comme celle des chaufourniers de la région subalpine, est spécialement due à l'ankylostome ; 2° l'anémie pernicieuse qui s'est déclarée d'une façon épidémique chez les ouvriers employés au tunnel du St-Gothard, est de nature essentiellement parasitaire.

Monighetti, dans sa thèse inaugurale, s'exprime ainsi : « Nous ne pouvons ni ne voulons avancer que tous les cas de cette anémie des ouvriers du tunnel soient dus à l'ankylostome ; il faudrait pour cela de plus grandes recherches. Mais, d'après celles qui ont été faites dans le canton de Zurich, cette idée peut être regardée comme vraie pour un certain nombre de cas, etc. »

3

L'origine parasitaire de l'épidémie du St-Gothard, admise par la plupart des médecins italiens, a cependant trouvé des contradicteurs.

Au mois de juin 1881, Bonuzzi publiant dans la Revue clinique de Bologne, un mémoire sur l'anémie du St-Gothard, déclarait qu'il émettait des doutes sur l'ankylostomasie, comme cause productive essentielle de l'anémie. Ses conclusions étaient basées sur la petite quantité de sang absorbée par les parasites ; car, tout en admettant que chaque ankylostome consomme par jour une quantité de sang correspondant aux deux tiers de son poids, il en faudrait cinq cents pour faire perdre un gramme de sang en vingt-quatre heures. Aussi, l'auteur pense qu'il convient d'attribuer l'anémie des gottardiens surtout aux mauvaises conditions hygiéniques, aux lésions stomacales et intestinales déterminées par une alimentation défectueuse. A l'exemple de Canestrini, il admet que les ankylostomes agissent surtout en irritant la muqueuse intestinale. Bonuzzi fait remarquer, en outre, qu'après avoir expulsé les parasites à l'aide de l'huile éthérée de fougère mâle l'amélioration ne se produit que d'une façon lente et progressive.

D'ailleurs, l'atmosphère dans laquelle vivaient les ouvriers n'aurait pas été sans jouer un certain rôle dans l'anémie, ainsi que le pensent Bozzolo, Sonderegger, Niepce (d'Allevard), etc.,

Si l'on consulte les comptes rendus de l'Académie des sciences de Paris (12 janvier 1880), on pourra voir que M. Colladon, en parlant du tunnel du St-Gothard, s'exprimait ainsi : « la jonction des deux têtes aura l'avantage de faciliter l'aération et de modérer la température actuelle qui tend à énerver l'activité des travailleurs. »

« En 1880 (*Revue scientif.* 1882, p. 13), sur une longueur de 7,500 mètres, la température a atteint 31° centigrades, en février de la même année, elle s'élevait jusqu'à 34°. La perforation complète qui a eu lieu le 29 févr. 1880 à 11 heures du matin, a abaissé la température à 20° » Si à cette température excessive nous ajoutons la respiration d'un air vicié par les gaz provenant de l'explosion de la dynamite, il est vraisemblable d'attribuer à ces diverses causes une certaine valeur dans la production de l'anémie.

Dans une communication au Congrès international de Londres, M. le docteur Long, a cité l'observation d'un ouvrier du St-Gothard qui, après avoir travaillé pendant près de 20 mois dans le tunnel, fut atteint d'une anémie profonde. Ce malade avait de l'œdème des extrémités inférieures, une diarrhée légère, quelques selles sanguinolentes, beaucoup de douleurs abdominales et des borborygmes. La présence des ankylostomes n'étant pas encore signalée à cette époque, on traita le malade par les ferrugineux et les aliments reconstituants; la guérison fut obtenue au bout de trois ou quatre mois.

Mais, d'autre part, la suite de l'observation montre bien l'action réelle de l'ankylostome dans l'anémie. Ce même ouvrier travailla ensuite en Lombardie : il tombe de nouveau malade au mois de juin 1881 et vient se faire soigner par le docteur Long qui constate une anémie profonde avec diarrhée. Cette fois, l'ankylostome récemment signalé chez des gottardiens est découvert chez cet homme : on expulse les parasites et au bout de 15 à 18 jours le malade accusait une amélioration considérable.

Ainsi que le fait remarquer le docteur Long, ce malade n'était pas retourné au St-Gothard ; par conséquent, on ne pouvait incriminer l'air impur du tunnel d'avoir produit l'anémie, comme on le pensait autrefois. Chez ce malade l'anémie était nécessairement due à l'ankylostome duodénal.

Dans cette même séance, le professeur Sangalli prenant la parole, pense que l'inflammation plutôt que les hémorrhagies de la muqueuse intestinale sont la cause de l'anémie.

Cette dernière théorie tend à se rapprocher de celle que vient de proposer M. P. Mégnin.

En autopsiant plusieurs chiens qui avaient succombé à une maladie spéciale à cette race, l'*anémie pernicieuse* et qui sévit épidémiquement dans les meutes, M. Mégnin a trouvé de nombreux ankylostomes dans le tube intestinal de ces animaux. Il a donc pu étudier avec soin les désordres produits par la présence de ces parasites et il a constaté que « l'organe le plus malade était la muqueuse intestinale ; elle était considérablement épaissie et marbrée de larges taches rouges violacées ; les villosités quintuplées de volume et injectées comme à la cire rouge par des globules arrêtés dans leurs vaisseaux, étaient tassées et serrées les unes contre les autres.

Examinant ensuite par quel mécanisme l'ankylostome peut produire l'anémie, l'auteur s'exprime ainsi : « On n'a guère invoqué jusqu'à présent pour expliquer le développement de cette affection que les petites hémorrhagies que ce parasite provoque. Or, ces hémorrhagies sont si faibles qu'elles ne tachent même pas les fèces ; chaque parasite extrait une goutelette de sang si petite que, fussent-ils au nombre de 1,000 à 1,500, chiffres les plus élevés que l'on ait rencontrés chez les malades du St-Gothard, le total de ces gouttelettes ferait tout au plus 20 à 30 gram. de sang, quantité impuissante à elle seule à produire l'anémie.

. . . . , . .

A la suite des morsures des ankylostomes , morsures qui sont accompagnées d'un dépôt de salive irritante comme celle des acariens et des cousins (les ankylostomes ont, en effet, des glandes salivaires très développées), une inflammation de la muqueuse et des villosités s'ensuit et persiste jusqu'à devenir chronique : les fonctions d'absorption de l'intestin sont perverties, puis annihilées : de là l'anémie. »

TRAITEMENT PROPHYLACTIQUE

Il paraît actuellement démontré que l'infection se produit par l'ingestion des larves arrivées à maturité parfaite. Celles-ci sont contenues dans les eaux boueuses des marais, dans les étangs peu profonds ; on les rencontre également sur les légumes (laitues, oseille, etc.) qui servent à l'alimentation.

Chez les gottardiens, M. Perroncito pense que les larves renfermées dans les boues du tunnel ont été ingérées en même temps que les aliments, car les ouvriers négligeaient de se laver les mains avant de prendre leurs repas. D'après les renseignements fournis par les malades de Monighetti, tous avaient bu une grande quantité d'eau.

De notre côté, nous croyons possible l'absorption des larves par les voies respiratoires, dans les galeries à température élevée, où une ventilation active est indispensable, comme dans les mines de houille. Les larves entraînées par le courant d'air sont introduites dans la bouche pendant l'inspiration et passent de là dans le tube digestif.

Comme traitement prophylactique, on conseillera l'eau filtrée; les légumes seront soigneusement lavés (Cobbold).

Lorsqu'un foyer d'infection aura été reconnu, il faudra autant que possible le circonscrire en désinfectant les matières fécales, soit avec une solution d'acide phénique à 2 %, soit avec l'acide chlorydrique ou sulfurique à 20 %. Outre ces précautions, M. Perroncito recommande, pour l'avenir, l'examen préalable des ouvriers dont l'admission dans les travaux souterrains n'aura lieu qu'après l'expulsion totale des parasites.

PIÈCES JUSTIFICATIVES

Les observations cliniques que nous allons relater appartiennent à des ouvriers italiens qui tous ont travaillé, pendant un temps plus ou moins long, au percement du tunnel de St-Gothard : les six premières sont empruntées au travail de M. le Professeur Perroncito ; les suivantes sont extraites de la thèse inaugurale de M. le docteur A. Monighetti, de Zurich.

Observations de M. PERRONCITO

I. — VERARDI (Jean), est âgé de 28 ans, il est robuste ainsi que sa mère, son père jouit d'une santé délicate. Il resta à Romano jusqu'en 1868, époque à laquelle il quitta son pays. Il resta en France 5 ou 6 ans et en 1875 se rendit au St-Gothard où il séjourna 5 ans, sauf une interruption d'un an pendant lequel il retourna chez lui pour y demeurer quelque temps, puis il alla travailler à Isvizzera à la construction des voies ferrées. Dans ces trois dernières années il travailla presque continuellement dans le tunnel du St-Gothard, à différentes profondeurs. Au commencement de novembre, il cessa son travail, parce que les forces lui faisaient défaut. Il présentait en effet tous les symptômes de l'anémie, il accusait une grande faiblesse et des douleurs abdominales spécialement localisées aux premières portions de l'intestin.

A l'examen fait avec le chromocitomètre de Bizzozero, on trouva 390 divisions correspondant à peu près au quart de la quantité normale d'hémoglobine. Le malade était très constipé et l'action des purgatifs presque nulle.

Le 11 novembre 1880, je lui administrai 8 grammes d'extrait éthéré pur et un mélange de 10 grammes de la même substance dans 40 grammes environ de teinture ; toute cette quantité fut prise dans l'espace d'un quart d'heure environ. A la suite de cette médication, il eut des nausées qui persistèrent tout le jour sans cependant avoir empêché le malade de déjeuner. On ne donna pas de purgatif, et dans les fèces dures et grosses qu'il rendit, on trouva une grande quantité d'œufs.

Passées au tamis, on ne découvrit dans les matières aucun ver entier. Nous ferons remarquer que les matières rendues étaient évidemment depuis la veille dans le rectum. L'individu, contrairement à mes recommandations, avait déjà pris son déjeuner le matin, aussi les nausées doivent probablement être rapportées à l'état dans lequel se trouvait son estomac au moment de l'administration du médicament.

Vers les 4 heures et demie du soir, le malade partit pour son village emportant avec lui un petit flacon contenant 20 grammes d'extrait éthéré de fougère mâle dilués dans 80 grammes de la teinture de cette substance. On lui recommande de prendre ce médicament, à jeun et en trois doses égales, une pour chaque matin.

Le 18 décembre, il vint me trouver très amélioré, bien que sa nourriture habituelle fût constituée simplement par le polenta, le pain de sarrazin, du riz et des pommes de terre, du riz et des haricots, du riz et des choux et un peu de vin. Vingt jours après, il se sentait la force de travailler, il avait un teint rose et nullement l'aspect des ouvriers du St-Gothard

L'examen du sang fut fait de nouveau et on trouva le chiffre de 210.

On examina également les fèces et ne put compter qu'un seul œuf par centigramme de matière. On donna de nouveau, trois jours après, 10 grammes d'extrait éthéré de fougère mâle et depuis il fut impossible de découvrir un seul œuf.

II. — SIGNORINO (Pierre), âgé de 22 ans, de Varolengo. Il

travailla toujours dans son pays comme laboureur ; ce n'est que vers la fin de janvier 1880 qu'il se rendit au St-Gothard pour y travailler en qualité de manœuvre. Il laissa son travail le 20 juillet de la même année et retourna dans son pays natal, où il ne put rien faire à cause de sa grande faiblesse.

Il vint me trouver dans mon laboratoire, le 14 décembre dans la soirée : je lui fis prendre une infusion d'absinthe avec du sulfate de magnésie. Le 15 au matin, il prit en deux fois et dans l'espace d'une demi-heure 20 grammes d'extrait éthéré de fougère mâle dans 100 grammes de teinture. A la suite de cette médication, il rend une grande quantité d'ankylostomes que nous trouvâmes dans les selles. Le malade retourna à son domicile, mais désirant connaître l'effet produit par une seule administration du médicament je le priai de venir me voir dans quelques jours. Il vint en effet le 28. Ayant examiné ses fèces, je trouva des œufs en moins grande quantité. Je le fis entrer alors à l'hôpital dans le service du Dr Baldi afin qu'il y fut soumis à un traitement par l'extrait éthéré de fougère mâle qui devait le guérir définitivement. En effet, grâce aux bons soins des docteurs Baldi et Silva, le malade venait plus tard me trouver et je constatai son complet rétablissement.

III. — RIVA (Laurent), âgé de 28 ans, laboureur, fils de parents sains et robustes, resta à Carignano jusqu'au 7 août 1879, époque à laquelle il quitta son pays pour se rendre au Gothard. Il travailla dans le tunnel à la profondeur de 5 à 6,000 mètres, pendant 15 mois, avec une interruption de 12 jours à la suite d'un traumatisme de la main droite. Il retourna chez lui le 14 novembre 1880 à cause de son dégoût et de son impuissance au travail. Arrivé à son domicile, il absorba un flacon de Pagliano sans éprouver aucun soulagement. Le 10 novembre, il vint me trouver avec son camarade que j'avais guéri de ses ankylostomes. Examiné ce jour-là, il présentait les symptômes de l'anémie et accusait des douleurs d'estomac et quelquefois des maux de ventre. Les selles n'étant pas régulières, je dus lui administrer 20 grammes de sulfate de soude pour lui faire évacuer un peu de matières fécales afin d'en faire l'examen microscopique : nous trouvâmes par centigramme de matières fécales au moins 100 œufs d'ankylostomes et d'anguillules.

Le soir, on lui administra encore 25 grammes de sulfate de soude et on lui recommanda de ne manger qu'un léger potage, prescription qui fut ponctuellement observée, aussi avait-il son tube digestif mieux préparé à l'action du remède. Le 11, à 8 h. un quart on lui fit prendre, à jeun, 8 grammes d'extrait éthéré pur et un quart d'heure après douze autres grammes de cet extrait en suspension dans 40 grammes de teinture de fougère mâle : enfin, après un quart d'heure encore, on lui donne 10 grammes de cet extrait dans la même quantité de teinture.

L'individu ne ressentit pas le plus petit dérangement et n'accusa aucun malaise dans les moments qui suivirent, tout disposé, au contraire, à avaler une nouvelle dose de médicament ; à 9 heures un quart on lui donna 25 grammes à l'huile de ricin. Après une heure de l'après-midi il commença à rendre des matières très molles constituées par les aliments ingérés la veille dans la matinée. Les évacuations se répétèrent, mais à 3 heures l'individu voulut partir et les matières examinées qui étaient formées par le reste du repas de la veille, ne présentèrent aucun ankylostome : avec les fèces, il sortit une grande quantité de mucosités. Les parasites furent rendus probablement dans les dernières évacuations qui furent faites pendant le séjour du malade à Carignano.

Le 15 novembre, au matin, il vint de Carignano à pied. Il y avait une si grande amélioration dans son état que jamais auparavant il ne se serait exposé à faire la longue route qui sépare Turin de Carignano.

L'examen des matières fécales ne fit découvrir aucun œuf, soit d'ankylostome, soit d'anguillule.

Avant de faire ce traitement, il avait la sensation d'un poids sur l'estomac quand il avait mangé, digérait difficilement et éprouvait une faiblesse générale. Après s'être soumis à ma médication, il sentit rapidement ses forces revenir, il digérait mieux et n'était plus incommodé par cette sensation de pesanteur à l'estomac. Auparavant, chaque fois qu'il marchait, il était obligé de s'arrêter tous les 100 mètres environ : cinq jours après, il se trouvait déjà en état de faire une longue course sans être obligé de s'arrêter.

Le 8 décembre, il vient de nouveau me trouver faisant la route à pied depuis Carignano sans accuser et sentir aucune fatigue.

Sa physionomie était complètement changée, il avait déjà pris un teint rose, il mangeait avec appétit sans éprouver aucune douleur à l'estomac. En un mot, il était complétement guéri.

IV. — ILLUMINATO (Daniel), né à Chivasso, 19 ans, cultivateur à Châteauroux, de constitution assez robuste, travailla au Saint-Gothard à l'âge de 13 ans et y resta 6 mois. Il resta chez lui 2 ans, puis il alla en France (Grenoble) pendant 5 mois et de là partit pour Bône (Algérie) où il séjourna 5 mois. Il revint de nouveau chez lui, y resta jusqu'à la fin de 1879, époque à laquelle il se rendit au Saint-Gothard pour y rester jusqu'au mois de mai. Ce fut pendant ce mois qu'il laissa ses travaux, car il était incapable de les continuer et il fut forcé de retourner à son domicile. Il resta chez lui jusqu'au 30 novembre, jour où il vint me trouver à mon laboratoire pour être soumis à la visite. Inutile de dire que depuis le mois de mai, par suite de son extrême faiblesse produite par une visible et réelle anémie, il ne pût plus travailler, il était pâle, et à la suite de l'examen on trouva un petit nombre d'œufs d'anky-lostomes dans ses matières. On prépara 30 gr. d'extrait éthéré dans 200 gr. de teinture de fougère mâle qu'on lui donna en trois fois : les deux premières portions le 30 et la troisième le 31 au matin. Dans la nuit du 30 au 31 il rendit des matières qu'on ne pût examiner, tandis que le 31, après l'administration de la der-nière portion du remède on lui fit prendre 30 gr. d'huile de ricin dans l'intention de recueillir plus promptement les ankylostomes. En effet, deux heures après, il eut des évacuations abondantes dans lesquelles on retrouva 154 femelles d'ankylostomes, toutes mortes et pour la plupart avec un intestin encore plein de sang. Le malade se sentit bientôt soulagé, à l'en croire, il eut plus d'appétit et plus de force pour marcher. Le 1er décembre son visage était coloré alors qu'il ne l'était point auparavant. Examiné de nouveau 20 jours après, on ne trouva plus un seul œuf d'an-kylostome dans les selles.

V. — ANTONIO (Antoine), 36 ans ; père mort d'apoplexie, mère morte du choléra. En 1876, cet homme se rendit au Saint-Gothard, vers la fin de janvier, pour y travailler comme maçon dans la galerie à une profondeur de 2,000 mètres. Il y resta jusqu'à la fin de décembre de la même année, puis retourna à

Chivasso, son pays natal. Il déclarait avoir quitté le Saint-Gothard
mieux portant qu'à son arrivée, ce qui prouve que la maladie ne
s'était pas encore déclarée chez lui. Après une semaine de repos
il reprit son travail à Turin où il demeura pendant trois années consé-
cutives. Ensuite il revint passer de nouveau trois ou quatre mois à
Chivasso et le 19 février 1880, il retourna travailler à Saint-
Gothard, comme maçon, à une profondeur de 6,500 mètres. A la
fin du mois d'août de cette même année, il fut obligé d'abandonner son travail parce que son corps ne pouvait supporter
aucune fatigue. Il rentra chez lui, garda le repos pendant quelque
temps, et reprit pendant deux mois, dans son pays même sa profession de maçon. Il s'aperçut bientôt que tout travail augmen-
tait sa fatigue, et venait me trouver à mon laboratoire le
13 décembre. Le même jour je lui fis administrer une tasse
d'absinthe avec une cuillerée de sulfate de magnésie. Le 14 au
matin il prit 20 gr. d'extrait éthéré de fougère mâle dans 100 gr.
de teinture de la même substance. La médication fut ingérée en
trois fois dans l'espace d'une demi-heure, sans déterminer aucun
malaise. Pendant le jour, il eut d'abondantes évacuations. Le
lendemain, il absorba encore 20 gr. d'extrait éthéré de fougère
mâle, pour 100 gr. de teinture, dans l'espace de trois quarts
d'heure et en trois fois ; cette nouvelle dose ne lui causa aucun
trouble gastrique.

Les 14 et 15 décembre, on recueillit dans les selles 65 ankylostomes dont plusieurs étaient encore gorgés de sang.

Le 17 décembre, on examina de nouveau les selles sans y ren-
contrer d'œufs, on y retrouvait seulement, comme auparavant,
quelques œufs d'ascarides et de tricocéphales.

Le 30 décembre, le malade vint me voir de nouveau, l'examen
des selles révéla uniquement la présence d'un très-petit nombre
d'œufs d'ascarides et de tricocéphales et on constata la guérison
de son helminthiase par ankylostomes. L'individu accusait un bien-
être général, son état apparent était, en effet, très amélioré. Il
pouvait faire de longues promenades sans en souffrir. Un mois
plus tard je le revis complétement rétabli.

VI. — CONTOMUTTO (Étienne), 25 ans, né à Carignan et habitant cette ville, travailla dans le tunnel du Saint-Gothard, depuis
septembre 1877 jusqu'au printemps 1880, avec un intervalle d'un

mois de congé Au printemps de cette année, il fut obligé de laisser son travail et de retourner au pays pour une anémie grave. Arrivé chez lui, il entra à l'hôpital de Carignan où il resta 24 jours, mais inutilement. Il demeura jusqu'au 9 novembre à Carignan, mais son anémie était si grave, qu'il ne restait plus d'espoir de lui sauver la vie. Sur le conseil d'un de ses amis, il vint me trouver, et, pour être bref, je me contente de dire que le malade était très anémique, qu'il éprouvait des palpitations de cœur avec œdème des jambes, des douleurs de tête et de ventre au point qu'il pouvait à peine marcher. Pour monter l'escalier qui conduit à mon laboratoire, il était obligé de faire beaucoup d'efforts et de s'arrêter quelquefois ; pour traverser la petite cour de l'école, il s'arrêtait aussi plusieurs fois tant sa faiblesse était grande.

On trouva dans ses matières fécales de nombreux œufs d'ànkylostomes. De tous les ouvriers du Saint-Gothard examinés jusqu'alors, cet homme était le plus infecté et le plus gravement malade. D'après les calculs faits, et en accordant même aux ankylostomes une fécondité plus grande qu'on ne l'admet, on était en droit de supposer qu'il devait avoir au moins 1,500 parasites dans son intestin.

Comme il s'agissait, comme toujours, d'un pauvre garçon, M. Mairone, me fournit gratuitement les médicaments. Afin d'obvier à tout inconvénient possible (le malade manquait de moyens pour rester à Turin et ne venait que pour la visite), je commençai le traitement par l'extrait éthéré de fougère mâle à doses relativement faibles : c'est ainsi que je lui recommandai de faire usage de mon mélange habituel de telle façon qu'il prît au moins chaque jour 8 grammes d'extrait éthéré dans 100 grammes de teinture de fougère mâle.

L'amélioration se fit sentir bien vite et avec l'usage du remède on obtenait une diminution progressive des œufs dans les selles, et dont je puis me rendre compte moi-même en examinant au microscope les matières tous les six ou huit jours.

Le 20 novembre, ses fèces n'étaient déjà plus aptes à faire des cultures pour l'élevage des larves, et, au commencement de décembre, il était très difficile de découvrir un œuf du parasite. Mais ayant voulu le débarrasser de tous les ankylostomes qu'il pouvait encore avoir, je lui fis prendre, le 6 décembre, 14 grammes d'extrait éthéré dans l'espace d'une demi-heure : Une heure plus tard, je lui faisais avaler 30 grammes d'huile de ricin, le lendemain matin, je lui fis prendre encore 8 grammes d'extrait éthéré pur. L'individu eut d'abondantes évacuations dans lesquelles on découvrit 30 ankylostomes femelles de couleur plus ou moins rouge suivant la quantité de sang contenu dans leur tube digestif. Soumis à la chaleur, on reconnut que ces ankylostomes étaient tous morts. Dans un nouvel examen fait quelques temps après, on ne trouva plus d'œufs dans les selles. L'individu étant retourné chez lui, je le fis revenir en mon laboratoire le 10 décembre et ayant refait l'examen de ses matières, il me fut impossible, malgré sept préparations microscopiques de retrouver un œuf d'ankylostome.

Le 27 janvier 1881, les docteurs Gay et Peyretti ayant mesuré la quantité d'hémoglobine du sang, avec le citomètre de Bizzozero, trouvèrent les chiffres suivants :

148 Gay

142 Peyretti

Il s'agit donc là, dit M. Perroncito, d'un cas de complète guérison chez un ouvrier du St-Gothard qui, d'après les calculs faits, ne pouvait avoir moins de 1500 ankylostomes.

Observations de M. MONIGHETTI.

I. — SOLARD (Jean), âgé de 31 ans, maçon, entré le 13 février 1881, sorti le 7 avril 1881.

Résumé. — Anémie profonde. Souffle cardiaque à la pointe et à la base ; légère extension de la matité du cœur, à gauche ; sommet et poumon gauches suspects. Ankylostome duodénal.

15 février. — On administre un purgatif et l'extrait éthéré de fougère mâle : alimentation du malade.

18 février. — Expulsion de 130 ankylostomes.

19 février. — Expulsion de 20 parasites. On trouve de l'indican dans les urines, mais pas d'albumine.

26 février. — Il n'existe plus de parasites dans les selles qui ne contiennent pas de sang.

2 avril. — L'aspect du patient s'améliore à vue d'œil ; les souf-

fles persistent ainsi que le murmure veineux : l'anémie du visage a presque complétement disparu.

7 avril. — Le malade quitte l'hôpital considérablement amélioré.

II. — GRUNDLER (Antoine), âgé de 27 ans, maçon, entré le 5 avril 1881, sorti le 13 mai 1881.

Résumé. — Anémie intense, pigmentation très marquée de la surface cutanée ; signes d'œdème du poumon gauche : diarrhée, douleur à la pression dans la fosse iliaque. Ankylostomasie ?

Traitement : Toniques, astringents, extrait éthéré de fougère mâle.

7 avril. — Persistance de la diarrhée ; œufs d'ankylostomes dans les selles.

8 avril. — Disparition de la diarrhée.

10 avril. — Amélioration, sans expulsion de parasites.

18 avril. — On administre l'extrait éthéré de fougère mâle.

22 avril. — Expulsion de 647 ankylostomes.

Les jours suivants, on ne trouve aucun parasite dans les selles, le malade se relève promptement et le 13 mai sort guéri.

III. — TACCA (Jean), âgé de 27 ans, manœuvre, entré le 26 avril 1881, sorti le 21 mai 1881.

Résumé. — Anémie de l'ankylostome duodénal.

On donne un traitement fortifiant.

3 mai. — Persistance de la douleur à la pression au niveau de l'estomac.

13 mai. — Huile de Ricin. Extrait éthéré de fougère mâle.

15 mai. — Expulsion de 78 vers, dont 10 oxyures, 4 tricocéphales et 64 ankylostomes.

16 mai. — État subjectif excellent, plus de douleurs abdominales.

21 mai. — Le patient se trouve très bien et quitte l'hôpital sur sa demande.

IV. — ROSSI, Jean, âgé de 24 ans, maçon, entré le 13 mai 1881, sorti le 6 juin 1881.

Résumé. — Anémie profonde (Ankylostome duodénal). On administre un traitement fortifiant et anti-parasitaire et le 17 mai, après avoir pris l'extrait éthéré de fougère mâle, le malade se plaint de céphalalgie, de douleurs abdominales et de nausées.

Les jours suivants on trouve de l'albumine dans les urines, le malade a de la fièvre et tousse.

21 mai. — Le malade expulse 250 ankylostomes.

24 mai. — On ne trouve plus d'œufs dans les selles. Enfin le 6 juin, le malade très amélioré dans les derniers jours quitte l'hôpital. — Souffle cardiaque persistant, mais beaucoup plus faible.

V. — BENECCHI, Cecilio, âgé de 34 ans, manœuvre, entré le 16 mai 1881, sorti le 26 mai 1881.

Résumé. — Ankylostomasie.

Le 23 mai, à la suite du traitement anti-parasitaire, il expulse 3 ankylostomes.

24 mai. — Un peu de faiblesse, pas de douleur, bon appétit.

26 mai. — Le patient se trouve très bien et demande sa sortie.

VI. — PEDROTTI, Jean, âgé de 30 ans, manœuvre, entré le 25 mai 1881, sorti le 17 juin 1881.

Résumé. — Anémie due à l'Ankylostome.

4 juin. — Administration de la fougère mâle sous forme d'extrait éthéré.

7 juin. — On trouve dans les selles du malade 125 parasites femelles et 1 seul mâle.

8 juin. — Commencement de l'amélioration.

17 juin. — Sortie du patient qui se trouve très bien. — Plus d'œufs dans les selles, coloration du sang et des globules sanguins dont le nombre est normal.

VII. — PETECCHI, Joseph, âgé de 25 ans, entré le 7 juin 1881, sorti le 16 juin 1881.

Résumé. — Anémie très profonde (Ankylostome duodénal). Condylomes sans traces de syphilis.

10 juin. — Administration de l'extrait éthéré de fougère mâle. Dans l'après-midi on trouve 10 ankylostomes dans les selles, on en compte encore 135 expulsés en plusieurs fois les jours suivants.

16 juin. — On ne trouve ni œufs, ni vers dans les matières fécales. Le malade se trouvant bien est renvoyé faute de lits.

VIII. — BUZZI, Marcel, âgé de 30 ans, terrassier, entré le 1ᵉʳ juin 1881, sorti le 12 juillet 1881.

Résumé. — Anémie profonde (Ankylostome duodénal).

9 juin. — Le malade accuse des douleurs à l'épigastre et dans la région du cœur.

14 juin. — Administration du traitement anti-parasitaire. On trouve 2 vers dans trois selles.

16 juin. — Expulsion de 222 ankylostomes, et d'un tricocéphalus dispar. Les parasites sont de grosseur différente.

Le 18 juin, le malade rend encore 18 parasites.

22 juin. — Le patient se lève et se trouve bien. Persistance de l'anémie avec œdème du pied gauche.

12 juillet. — Œdème léger des malléoles. Le sang est un peu pâle, les globules sont normaux. Le patient est renvoyé sur sa demande. L'anémie a un peu diminué.

DE L'ANÉMIE DES MINEURS ET DE SES RAPPORTS

AVEC L'ANKYLOSTOME DUODÉNAL

CHAPITRE PREMIER

SOMMAIRE.— Nature de la maladie.— Théories de Manouvriez, de Fabre, de Riembault. — Découverte de l'Ankylostome en France. ··· Théorie parasitaire de l'anémie des mineurs (Perroncito).

Parmi les nombreuses maladies qui frappent les ouvriers employés à l'extraction de la houille, il en est une surtout qui attire depuis longtemps l'attention des médecins, nous voulons parler de l'anémie des mineurs. Cette affection, il est vrai, tend, de nos jours, à devenir de plus en plus rare, grâce aux perfectionnements apportés dans l'aération et la ventilation des galeries souterraines.

Actuellement, les médecins des mines discutent et se demandent s'il y a lieu de considérer l'anémie que l'on observe chez les houilleurs comme une maladie ayant un caractère spécial. Les uns, avec le docteur A. Manouvriez, admettent que cet état pathologique est d'origine professionnelle, car « l'anémie des mineurs, dit le médecin de Valenciennes, ayant régné dans un grand nombre de mines de houille et dans des mines de houille seulement, doit être plus justement nommée *anémie des houilleurs.* » Les autres, au contraire, avec les docteurs Paul Fabre (de Commentry), et Dransart (médecin des mines d'Anzin), combattent énergiquement l'idée d'une maladie particulière aux houilleurs. Au Congrès de la Rochelle (1882), M. Dransart, a déclaré, d'après ses recherches personnelles : « 1° que l'anémie des mineurs n'est pas plus fréquente chez les houilleurs que chez les ouvriers des autres industries ; 2° que l'anémie chez les mineurs est absolument identique à l'anémie qui se voit partout, et que, par conséquent, il n'existe pas une anémie spéciale, dite anémie des mineurs ; 3° que cette anémie n'a pas une étiologie spéciale professionnelle, qu'exceptionnellement (deux fois sur cent), l'air des mines peut être incriminé et cela dans le travail des galeries en cul-de-sac où la désoxygénation de l'air entraîne l'anoxhémie. »

L'anémie des houilleurs est considérée par M. A. Manouvriez « comme une intoxication par absorption pulmonaire, cutanée et gastro-intestinale des vapeurs des divers dérivés de la houille: amylène, hexylène, benzine, phénol, aniline, etc., produits de distillation et de combustion lentes de la houille exposée au contact de l'air qui se dégagent de l'atmosphère confiné des mines pendant l'extraction. Parmi ces dérivés, les hydrocarbures les plus volatils (amylènes, hexylènes, etc.,) et l'aniline, paraissent jouer le rôle principal dans la production de la maladie. »

L'anémie des mineurs, d'après M. le docteur Paul Fabre, reconnaît pour cause le confinement de l'atmosphère dans les galeries en cul-de-sac et la désoxygénation de l'air par la houille, d'où l'anoxhémie des houilleurs. Un ingénieur de Commentry, M. Fayol, a démontré qu'en présence de l'air, la houille a la propriété d'absorber une quantité d'oxygène qui peut s'élever jusqu'à 100 fois son propre volume : dans certaines galeries, l'oxygène y était réduit au septième ou au dixième de sa proportion normale.

Quant à M. le docteur Riembault, de St-Étienne, il pense que l'anémie grave des mineurs serait consécutive à l'étiolement dû à la privation de lumière et à l'humidité.

Telles étaient, jusqu'à ces dernières années, les idées émises pour expliquer la production de l'anémie chez les mineurs de nos bassins houillers, lorsqu'au mois de décembre 1881, une autre théorie totalement différente fut proposée.

M. le Professeur Perroncito, de Turin, qui avait étudié avec le plus grand soin l'épidémie du St-Gothard, supposant qu'il pouvait y avoir une analogie entre la maladie des gottardiens et celle des houilleurs (opinion déjà soutenue, en Italie, par M. Guido Baccelli, alors ministre de l'instruction publique), vint à St-Étienne (Loire) pour y faire des recherches. Il découvrit dans les selles de plusieurs mineurs anémiques des œufs d'ankylostomes. Le doute n'était plus possible, ces malades étaient donc porteurs d'un parasite identique à celui qui avait été trouvé en si grande abondance chez les gottardiens : *a priori*, il était naturel d'attribuer à cet helminthe la cause de la maladie des mineurs du bassin de la Loire. Aussi, le 2 janvier 1882, M. Perroncito, annonçait à l'Académie de médecine que l'anémie des mineurs, comme celle du St-Gothard était due à l'ankylostome duodénal.

Après avoir reçu de l'auteur lui-même les instructions nécessaires pour l'expulsion des parasites nous administrions immédiatement l'extrait éthéré de fougère mâle. Au bout de trois jours, c'est-à-dire le 31 décembre 1881, et avec l'aide de mon excellent ami et collaborateur Eraud, nous trouvions plusieurs ankylostomes dans les selles d'un mineur anémique en traitement dans le service de M. le docteur Riembault. Peu de temps après, nous découvrions le même parasite dans les fèces de houilleurs non anémiques : l'un deux avait toujours travaillé à Montceau-les-Mines (Saône-et-Loire.) Chez tous les sujets dont nous avons examiné microscopiquement les matières fécales, nous avons pu compter avec les œufs d'ankylostomes, de nombreux œufs de tricocéphales, d'ascarides et souvent nous avons constaté la présence de larves d'anguillule stercorale.

Toujours sur les indications du Professeur Perroncito, l'ankylostome est recherché chez des ouvriers anémiques des bassins houillers du Nord. M. le Docteur Manouvriez et M. Lesage, externe des hôpitaux de Lille, ne tardent pas à constater la présence des œufs d'ankylostomes dans les matières fécales et à expulser le parasite. Cette découverte de l'helminthe chez les mineurs de la Compagnie d'Anzin, est annoncée par M. Pouchet, à la Société de Biologie.

Le 25 août 1882, M. le Docteur Dransart, annonce, au Congrès de la Rochelle, qu'il a également trouvé l'ankylostome non-seulement chez des mineurs anémiques, mais encore chez un sujet qui n'était ni mineur ni anémique,

Dès l'année 1880, des recherches minutieuses avaient été entreprises par M. P. Fabre qui examina les selles de nombreux mineurs de Commentry sans pouvoir y découvrir un seul œuf d'ankylostome. Des résultats également négatifs étaient obtenus plus tard par feu le Docteur Jouannet (1880) et par le Docteur L. Florain (1882). L'ankylostome paraissait devoir ne pas exister chez les ouvriers du bassin houiller de l'Allier, lorsqu'au mois de janvier 1884, M. P. Fabre expulsa 300 de ces parasites chez un individu qui avait toujours travaillé dans des mines voisines de celle de Commentry. Cet homme présentait en même temps les symptômes classiques de l'intoxication saturnine chronique.

L'ankylostome duodénal, encore inconnu en France avant 1882 est donc un parasite assez commun tout au moins chez les houilleurs.

Jusqu'à présent nous l'avons vainement cherché chez des tuiliers, des briquetiers, des terrassiers, des paludéens ou des chlorotiques.

Dernièrement l'ankylostome vient d'être signalé, en Allemagne, par le Docteur Mayer, et en Belgique par MM. Masius et Francotte, chez des houilleurs anémiques. Ces deux médecins belges concluent ainsi : 1° l'ankylostome existe chez les houilleurs du bassin de Liège ; 2° il produit une anémie grave qui, dans un cas, a revêtu la forme leucémique ; 3° la guérison de cette anémie peut être obtenue par l'extrait éthéré de fougère mâle.

Les conclusions précédentes sont le résultat de l'observation de trois malades seulement, dont deux sont morts ; le troisième malade a été amélioré.

Dans un second travail publié quelques mois plus tard,

MM. Masius et Francotte s'expriment ainsi : « Le parasite (ankylostome), s'est rencontré dans tous les cas d'anémie des houilleurs que nous avons eus en traitement dans notre service depuis le début de nos recherches. »

Toutefois, ces auteurs constatent « qu'un mineur peut devenir anémique par des causes banales, telles que l'alcoolisme, la fatigue, les privations. De plus, il se peut que l'ankylostome ait existé chez un individu et qu'après son évacuation spontanée, l'état anémique qu'il a créé persiste. »

Telle est, exposée dans ce court chapitre, l'histoire complète de la découverte de l'ankylostome chez les houilleurs.

CHAPITRE II

SOMMAIRE. — Etude clinique : Observations personnelles. — Diagnostic différentiel entre l'anémie du Saint-Gothard et l'anémie des houilleurs porteurs d'Ankylostomes.

Plus de trois années se sont écoulées depuis qu'avec la collaboration de mon excellent ami et collègue Eraud nous faisions part à la Société des sciences médicales de Lyon de nos premières recherches sur le rôle de l'ankylostome duodénal dans l'anémie des mineurs de St-Etienne. Depuis cette époque, la question de l'anémie des houilleurs produite par un parasite, n'a cessé de fixer notre attention. Aussi, avec le temps, nous avons pu recueillir des faits nouveaux qui nous permettront de discuter et d'apprécier d'une façon plus exacte et plus positive l'influence pathologique de l'ankylostome chez les mineurs.

Dans les observations cliniques que nous allons rapporter, il s'agit de mineurs anémiques qui tous étaient porteurs d'un plus ou moins grand nombre d'ankylostomes.

Les cinq premières observations ont été recueillies en collaboration avec mon ami Eraud.

Obs. I. — B. . (Jean-Baptiste), né à Saint-Prin (Saône-et-

Loire), mineur pendant 14 ans, âgé de 38 ans, entre à l'hôpital le 3 novembre 1881, service de M. le docteur Riembault.

Pas d'antécédents héréditaires; bonne santé habituelle. Pas d'alcoolisme.

Il y a environ 20 mois, cet homme a été pris de faiblesse dans les membres inférieurs ; la marche est devenue très pénible et très difficile. Même faiblesse du côté des membres supérieurs.

Il n'a jamais éprouvé d'éblouissements ni de vertiges ; pas de palpitations de cœur.

Le teint, de rosé qu'il était, est devenu bronzé.

Il entre à l'hôpital où il fait un premier séjour de 15 mois.

Aujourd'hui, après 20 mois de maladie, il présente l'état suivant :

Les membres supérieurs et inférieurs sont aussi affaiblis qu'au début de la maladie. La force à la main est nulle, à tel point que l'aiguille du dynamomètre ne se déplace pas.

Les muqueuses sont anémiées et affaissées : diminution de la sensibilité tactile et augmentation de la sensibilité du froid.

Pas de céphalalgie, ni de bourdonnements d'oreilles. Mydriase et parfois amblyopie. Dyspnée.

Rien d'anormal au cœur.

Soif très vive ,appétit capricieux et diminué ; jamais de nausées et de vomissements : pas de sang dans les selles.

Faiblesse , somnolence , nonchalance et tristesse. Quelques crampes dans les mollets.

29 décembre 1881. — M. le docteur Perroncito découvre, par l'examen microscopique , beaucoup d'œufs d'ankylostomes dans les selles.

Le même jour, on administre 10 grammes d'extrait éthéré de fougère mâle pendant 3 jours ; expulsion de 3 ou 4 parasites.

5 janvier 1882. — Nouvelle prise de 10 grammes d'extrait éthéré de fougère mâle pendant 2 jours.

On trouve 8 parasites dans les selles.

31 janvier. — Amélioration presque insignifiante.

4 février. — Poids du malade 59 k. 500.

9 février. — On trouve toujours quelques œufs dans les selles.

12 février. — On administre l'acide thymique à la dose de 4 grammes pendant 3 jours.

Malgré les plus minutieuses recherches, on ne trouve qu'un seul ankylostome femelle dans les selles.

15 février. — Il n'existe plus d'œufs dans les matières fécales.

23 février. — Le malade n'accuse aucune amélioration. Même décoloration des muqueuses. Mydriase toujours persistante. L'appétit ne revient pas ; la soif est toujours vive ; les membres inférieurs sont faibles.

Le dynamomètre donne 5 kil. pour les deux mains.

4 mars. — Poids 59 k. 900.

27 mars. — Globules sanguins : 3,500,000.

21 avril. — Rien d'anormal du côté des poumons. Les battements du cœur sont plus perceptibles, quoique mal frappés ; pas de souffle.

Le teint est toujours bronzé, mais les lèvres et les gencives sont plus colorées. Plus de mydriase ; oppression facile.

Le malade est toujours faible et chancelant ; l'appétit ne revient pas.

Le dynamomètre donne 5 kil. pour chaque main ; quant au poids, il a un peu diminué : 59 k. 400. Globules sanguins : 3,600,000.

Obs. II. — G... (Jean-Marie), né à Saint-Bonnet-le-Château (Loire), mineur pendant 13 ans, âgé de 29 ans, entré le 28 octobre 1881 : service du docteur Riembault.

Cet homme a toujours joui d'une bonne santé ; pas d'alcoolisme ni de syphilis ; jamais de rhumatismes.

Depuis trois ans, le malade a vu ses forces l'abandonner insensiblement, son teint prendre une coloration particulière et son appétit diminuer petit à petit. Il s'aperçut qu'il transpirait plus abondamment et plus facilement ; dès lors il fut obligé de garder le lit.

C'est alors qu'apparurent les troubles dyspeptiques : quelques nausées et vomissements, douleurs des membres abdominaux.

Cet état persiste pendant les 19 mois que le malade resta chez lui, où il ne suivit aucun traitement.

Au bout de ce temps, il entre à l'hôpital dans lequel il est resté jusqu'à ce jour, c'est-à-dire environ 13 à 14 mois.

Pendant ce long séjour il fut soumis au traitement tonique et reconstituant mais il n'a vu survenir aucune amélioration.

Voici d'ailleurs l'état dans lequel il se trouve à l'époque où nous l'examinons pour la première fois.

28 octobre 1881. — Faiblesse générale considérable ; langueur, tristesse, douleurs épigastriques ; urines pâles, décolorées, légère hypertrophie du foie, céphalalgie, névralgie; pas de mydriase. Peau décolorée, légèrement œdématiée, surtout aux extrémités, d'un blanc mat, dépourvue de poils, muqueuses anémiées; jamais d'éruption cutanée.

Du côté des poumons, quelques râles de bronchite; dyspnée. Au cœur : souffle systolique à la pointe ; souffle à la base se propageant dans les vaisseaux du cou : pouls fréquent et un peu irrégulier : pas de mœléna.

29 décembre 1881. — M. le docteur Perroncito découvre un petit nombre d'œufs dans les selles.

On administre immédiatement 10 grammes d'extrait éthéré de fougère mâle pendant 3 jours, suivi de l'ingestion de 15 grammes d'huile de ricin.

Pas de parasites dans les selles.

5 janvier 1882. — Nouvelle prise de 10 grammes d'extrait éthéré de fougère mâle pendant deux jours.

Ankylostomes au nombre de 6 ou 8.

31 janvier. — Le teint du malade se colore ; il n'accuse ni céphalalgie, ni troubles gastro-intestinaux : la dyspnée persiste.

4 février. — Poids du malade, 56 kil. 100.

9 février. — Œufs dans les selles. On donne l'acide thymique à la dose de 4 grammes pendant 3 jours; expulsion de 4 ou 5 parasites.

23 février — État général amélioré ; les palpitations ont diminué de fréquence; soif moins vive, oppression toujours facile ; les forces semblent revenir, le dynamomètre donne 50 kil. aussi bien à la main droite qu'à la main gauche.

Seuls les souffles cardiaque et vasculaire ne sont pas modifiés.

4 mars. — Le malade, pesé de nouveau, donne un poids de 56 kil. 600.

27 mars — Numération des globules sanguins : 3,100,000.

21 avril. — Toux assez fréquente ; pas d'expectoration ; la dyspnée est aussi marquée; les souffles sont toujours aussi intenses.

Les vertiges, les étourdissements ont disparu ; il reste un

peu de céphalalgie. Les forces ont augmenté; le dynamomètre donne 57 kil. à gauche et 66 kil. à droite. Poids, 57 kil. 200 Globules sanguins : 3,500,000.

Le malade sort le 25 avril.

Obs. III. — F... (Pierre), mineur pendant 9 ans, âgé de 22 ans, entre à l'hôpital le 3 août 1881, dans le service de M. le docteur Riembault.

Rien du côté de l'hérédité, pas de maladie antérieure ; un peu d'alcoolisme.

Il y a à peu près deux ans que ce mineur a cessé tout travail, ses membres lui refusant tout service, et depuis deux ans également il fait des séjours alternatifs à l'hôpital et à la campagne, tout en se soumettant à un traitement tonique et reconstituant et au grand air.

Au moment où nous l'examinons, on constate ce qui suit :

Céphalalgie vive, vertiges, diplopie, hallucinations fréquentes au point de rendre la marche impossible ; bouffissure de la face.

Peau très pâle, sans vaisseau sous-cutané apparent : muqueuses fortement anémiées, mydriase très accentuée ; léger œdème des membres inférieurs.

Le dynamomètre ne décèle aucune force aux membres supérieurs.

Très-grande sensibilité au froid. Nonchalance extrême, mélancolie, faiblesse considérable des membres inférieurs qui se refusent au moindre exercice. Absence de poils.

Soif très vive, inappétence : pas de sang dans les selles. Rien d'anormal du côté des poumons.

Au cœur, souffle à la base se propageant dans les vaisseaux du cou. Globules sanguins : 2,150,000.

29 décembre 1881. — On trouve une grande quantité d'œufs dans les selles ; 10 grammes d'extrait éthéré de fougère mâle sont donnés pendant trois jours. Pas de parasites.

1er février 1882. — Nouvelle dose de 10 grammes d'extrait éthéré de fougère mâle pendant deux jours.

Pas d'ankylostomes dans les selles ; on y observe seulement des œufs en quantité considérable.

Le teint est toujours pâle, décoloré, l'oppression toujours facile, le souffle cardio-vasculaire ne paraît pas avoir diminué d'intensité.

Poids du malade : 66 kil. Le dynamomètre donne 40 kil. pour la main gauche et 45 kil. pour la main droite.

9 février. — L'extrait éthéré de fougère mâle n'ayant pas paru devoir expulser le parasite, on prescrit l'acide thymique à la dose de 4 grammes, sous forme d'opiat, pendant trois jours consécutifs.

12 février. — Les selles, tamisées et examinées avec soin permettent de recueillir 15 à 18 parasites.

14 février. — Plus d'œufs dans les selles.

24 février. — Décoloration des muqueuses toujours persistante; mydriase aussi marquée; l'œdème des membres inférieurs et de la face existe également. Soif aussi vive. Persistance du souffle anémique. Douleurs vagues dans les mollets et dans les lombes. Rien aux poumons.

Malgré cela, le malade affirme qu'il ressent un mieux sensible, que l'appétit est revenu et que les forces semblent être récupérées Il aurait également moins de céphalalgie.

4 mars. — Poids, 69 kil. 900.

Globules sanguins comptés au 24 mars : 2,700,000.

31 mars. — Rien aux poumons.

Persistance du souffle anémique. Un peu de dyspepsie flatulente.

L'appétit, qui avait été augmenté pendant un certain temps, est diminué depuis une quinzaine de jours. La soif n'est plus exagérée comme antérieurement.

La peau paraît moins décolorée, mais est toujours sèche et conserve les caractères de la peau féminine. Le réseau veineux sous-cutané est très développé.

Décoloration des conjonctives, teinte chlorotique des muqueuses labiale et gingivale.

Plus de céphalalgie, plus de troubles de la vue ; l'oppression persiste, plus marquée le soir. Marche plus facile, néanmoins toujours des raideurs articulaires et des crampes. Léger œdème des jambes; bouffissure de la face, mais moins marquée qu'il y a trois mois.

Poids : 72 kil. 200. Le dynamomètre donne 50 kil. pour la main droite et 42 kil. pour la main gauche.

Le malade sort le 1er avril 1882.

Obs IV. — J... (Antoine), né à Saint-Quentin (Isère) âgé de

31 ans, mineur pendant 14 ans, entre le 29 décembre 1881 dans le service de M. le docteur Riembault.

Pas d'alcoolisme, pas de rhumatismes ; mais il y a environ trois ans,il a vu ses forces l'abandonner d'une façon lente, progressive, l'appétit diminuer notablement et une teinte jaune blafarde envahir ses téguments. Déjà, à cette époque, vertiges fréquents, tintements d'oreilles, vomissements, alimentaires surtout et quelquefois bilieux ; nausées, crampes dans les mollets.

Dès ce moment, le malade cessa tout travail et entra à l'hôpital. Après divers séjours de cinq, six, sept mois, séparés par des sorties de quinze jours, un mois, il rentre de nouveau à l'Hôtel-Dieu. Il offre les symptômes suivants :

Peau anémiée, sans trace de vaisseaux, légèrement œdématiée, sudorèse facile et abondante ; muqueuses très pâles. Céphalalgie avec étourdissements, mydriase. Dyspnée, palpitations de cœur sans bruit de souffle cardiaque ou vasculaire; pouls mou, dépressible. Diminution de la sensibilité tactile, augmentation de la sensibilité au froid et au chatouillement.

Faiblesse générale, nonchalance, pas de mœléna.

Globules sanguins : 3,200,000.

Nous ferons remarquer que, pendant ses divers séjours à l'hôpital, le malade a été soumis au traitement tonique et reconstituant

29 décembre 1881. — Les selles, examinées au microscope, démontrent l'existence d'un grand nombre d'œufs.

On prescrit 10 grammes d'extrait éthéré de fougère mâle pendant deux jours seulement.

Signalons de la perte de l'appétit, de la diarrhée, troubles gastro-intestinaux qui disparaissent quelques jours après.

31 décembre. — Les selles, tamisées pendant trois jours consécutifs, ne permettent de trouver qu'un seul ankylostome.

5 janvier 1882. — Nouvelle prise d'extrait éthéré de fougère mâle (10 grammes pendant deux jours).

Pas de parasites dans les selles.

31 janvier. — Amélioration légère ; le malade a recouvré un peu l'appétit, mais l'oppression est la même, les forces ne reviennent pas.

4 février. — Poids du malade, 59 kil.

9 février. — Les matières contiennent encore un grand nombre d'œufs.

On prescrit alors l'acide thymique à la dose de 4 grammes pendant trois jours.

12 février. — On trouve dans les selles 15 à 20 ankylostomes.

14 février — A partir de ce moment, on ne trouve plus d'œufs dans les selles.

23 février. — Appétit meilleur, soif moins vive ; plus de céphalalgie ni de bourdonnements, mais l'oppression et les palpitations persistent.

Le dynamomètre donne 45 kil. (main gauche) et 50 kil. (main droite).

4 mars. — Poids du malade, 59 kil. 900.

27 mars. — Globules sanguins, 3,500,000.

21 avril. — Plus de tintements d'oreilles, plus de céphalalgie. L'appétit est complètement revenu. Absence de vomissements, mais la dyspnée est la même que par le passé.

Au dynamomètre la main droite donne 52 kil. et la main gauche 48 kil.

Le malade affirme avoir repris ses forces.

Toujours rien au cœur ni aux poumons.

Plus de mydriase. Les muqueuses se colorent et reprennent leur teinte normale ; la peau est moins anémiée, moins sèche ; les vaisseaux sous-cutanés sont plus marqués.

Seules la nonchalance, la faiblesse générale persistent, quoique à un moindre degré.

Poids : 61 kil.

25 avril. — Globules sanguins : 4,380,000.

Obs. V. — B..(Jacques), âgé de 22 ans, mineur pendant 11 ans, entre à l'hôpital le 5 mars 1882, dans le service de M. le docteur Couturier.

Ce jeune homme s'est toujours bien porté bien qu'il fût d'un tempérament délicat. Il est peu développé pour son âge et la petitesse de sa taille l'a fait dispenser du service militaire.

Depuis 15 ou 18 mois, ce malade se plaint de battements de cœur et d'oppression. Il tousse peu : ses crachats sont blanchâtres. On ne trouve chez lui aucun des symptômes de la tuberculose.

A son entrée à l'hôpital, voici ce que l'on constate :

L'auscultation des poumons dénote un peu d'emphysème et quelques râles de bronchite.

Le cœur est légèrement hypertrophié. Souffle très léger à la pointe et au premier temps, beaucoup plus accentué à la base, se prolongeant dans les vaisseaux du cou.

Depuis un mois surtout, le malade accuse une vive céphalalgie, des vertiges, des bourdonnements d'oreilles. Mydriase.

La peau de la face et du corps est pâle, sèche, blafarde. Décoloration des muqueuses ; absence presque complète des vaisseaux sous-cutanés. Pas d'éruption cutanée : crampes dans les jambes.

L'œdème de la face et des membres fait défaut ; il en est de même du tympanisme duodénal ; jamais de diarrhée ni d'hémorrhagies intestinales.

L'appétit est assez bon, quoique diminué ; pas de nausées ni de vomissements.

Les urines sont pâles et ne contiennent ni sucre, ni albumine.

La faiblesse générale est très grande, la marche est pénible et s'accompagne rapidement de palpitations cardiaques et de dyspnée.

6 mars 1882. — Des œufs nombreux sont découverts dans les selles. On prescrit aussitôt l'extrait éthéré de fougère mâle à la dose de 10 grammes pendant trois jours.

9 mars. — 80 à 100 ankylostomes sont retrouvés dans les selles.

11 mars. — On ne trouve plus d'œufs dans les selles. Ce même jour on soumet le malade aux toniques et reconstituants : sirop de phosphate de chaux, vin de quina, eau de Vals.

Poids du malade, 36 kil.

Globules sanguins : 3,000,000.

31 mars. — Le malade se plaint de maux d'estomac, il a perdu un peu l'appétit : persistance des symptômes céphaliques et des crampes.

10 avril. — Douleurs dans la nuque : les maux de tête et les bourdonnements d'oreilles n'ont pas diminué d'intensité. Le malade raconte que dans la soirée du 9 avril, il a été pris d'un vertige très intense et qu'il voyait tourner tous les objets qui l'entouraient

20 avril. — L'appétit est toujours mauvais : crampes dans les membres inférieurs ; douleurs à la nuque.

30 avril. — Très légère amélioration dans les troubles céphaliques ; la mydriase persiste, il en est de même des bourdonnements d'oreilles et des vertiges.

La face est toujours pâle, cependant les muqueuses des lèvres et de la bouche sont plus colorées ; l'appétit n'est pas augmenté.

Les poumons sont dans le même état ; au cœur le souffle de la pointe s'entend plus difficilement ; quant à celui de la base et des vaisseaux du cou, on ne trouve pas de changement appréciable.

Persistance des crampes et de la douleur cervicale. La faiblesse générale est toujours très grande, et les palpitations aussi marquées qu'au début du traitement.

Poids du malade : 40 kil.

Le dynamomètre qui donnait, il y a un mois et demi, 29 kil. pour les deux mains, donne aujourd'ui 30 kil. des deux côtés.

Globules sanguins, 3,500,000.

Nous ajouterons que, dans ce cas, les toniques et les ferrugineux ont été donnés concurremment avec les antihelminthiques et, malgré cela, il ne s'est produit aucune amélioration sensible dans l'état général du malade.

Obs. VI. (*personnelle et inédite*). — M. N., né à Chazeau (Loire), mineur, âgé de 17 ans, entré à l'Hôtel-Dieu dans le service de M. le docteur Meynet, le 6 octobre 1884. Ce jeune homme n'a jamais été malade et n'est pas alcoolique ; sa nourriture habituelle se compose surtout de charcuterie et de légumes.

Le 4 juillet 1883, ce malade descend pour la première fois dans les mines de charbon de Firminy, située à 400 mètres de profondeur. Ce jeune homme est employé au remblaiement; il travail la nuit dans les galeries, y prend ses repas et boit de l'eau qu'il apporte de l'extérieur : vingt-cinq ouvriers sont employés aux mêmes travaux et aucun d'eux n'a jusqu'à présent été fatigué :

Deux mois environ après sa première descente dans les galeries, c'est-à-dire à la fin de septembre, ce jeune homme commence à éprouver de la lassitude dans les membres inférieurs, il gravit avec difficulté les plans inclinés. La faiblesse des jambes l'oblige à suspendre momentanément son travail et vers le 15 février 1884 le malade renonce définitivement à sa profession. Il reste neuf mois chez lui, prenant du vin de quinquina comme traitement.

. A son entrée à l'Hôtel-Dieu, le 6 octobre 1884, notre ami et collègue M. Honnorat, interne de service, constate, chez ce malade, de la pâleur des téguments et des muqueuses buccale gingivale et palpébrale. La faiblesse générale est considérable et rend la marche très-pénible : cependant le malade n'accuse ni céphalalgie, ni vertiges, ni bourdonnements d'oreilles ; les troubles oculaires font également défaut. L'appareil respiratoire est intact.

Au cœur, il existe un souffle diastolique très léger avec propagation dans les vaisseaux du cou.

Du côté de l'estomac, le malade accuse quelques nausées, mais jamais de vomissements : l'appétit est médiocre. Les fonctions intestinales sont en assez bon état, et jamais le malade n'a ressenti de douleurs abdominales. Les selles sont régulières ; absence constante de diarrhée ou de mélœnas. La sensibilité est normale. M. le docteur Meynet porte le diagnostic d'anémie des mineurs et on administre aussitôt le traitement suivant : vin de gentiane, pilules de Vallet (4 par jour), tisane de houblon.

Ce n'est qu'un mois après l'application de ce traitement, c'est-à-dire le 6 novembre 1884, que nous voyons ce malade. Il accuse déjà un mieux très sensible ; les forces et l'appétit reviennent ; la marche s'exécute avec beaucoup plus de facilité et le patient se lève une partie de la journée : Le dynamomètre donne pour la main droite 45 kil. et pour la main gauche 42 kil. Le souffle cardiaque n'a pas subi de changement.

Le 6 novembre, nous faisons l'examen des selles qui sont dures et de coloration jaunâtre, et nous trouvons dans chaque préparation microscopique jusqu'à 15 à 18 œufs d'ankylostomes.

Poids du malade : 58 kil. Globules rouges : 1,800,000.

15 novembre 1884. — Nous donnons au malade le traitement antihelminthique suivant :

> Extrait éthéré de fougère mâle................ 12 gr.
> Poudre rhizome........................ 12 gr.
> F. s. a. 12 bols à prendre dans les vingt-quatre heures.

Trois heures après l'ingestion du dernier bol, nous donnons un purgatif ; aucun parasite n'est expulsé.

6 décembre. — Amélioration de l'état général, mais le malade est toujours pâle.

Poids : 59 kil.

Nous administrons de nouveau 24 bols. Cette fois encore nous avons eu un insuccès complet dû à la consistance des bols qui n'ont pas été dissociés et que nous retrouvons au nombre de sept ou huit dans les matières fécales.

17 décembre. — Nous employons alors le vermifuge d'après la formule suivante :

> Huile éthéré de fougère mâle.................. 8 gr.
>
> Elixir de Garus............................ 40 gr.

Ce mélange a été pris pendant trois jours. Le malade n'a pas été fatigué par cette dose répétée à la suite de laquelle il buvait une certaine quantité de thé au rhum.

Le troisième jour nous comptons dans les selles 280 à 300 parasites, et sur ce nombre il y avait seulement 24 mâles.

L'état général du patient n'a pas subi de modifications sensibles, les forces n'ont pas augmenté ainsi que le dynamomètre permet de le constater. Les urines sont normales ne contiennent pas d'albumine, mais elles sont très riches en indican.

Globules sanguins : 1,850,000.

Léger bruit de souffle à la base du cœur ; léger frémissement au niveau des vaisseaux du cou.

18 décembre — On ne trouve plus d'œufs dans les selles, le malade quitte l'hôpital appelé par sa mère qui est souffrante.

8 mars 1885. — Désireux de connaître les résultats du traitement, ce malade, sur notre invitation, se rend à l'Hôtel-Dieu. Trois mois après la disparition complète des ankylostomes, nous constatons avec le M. professeur Bondet l'état suivant. la face est pâle, blanchâtre, les muqueuses gingivale, buccale et palpébrale, sont anémiées. Le malade, comme auparavant, ne se plaint ni de céphalalgie, ni de vertiges, ni de bourdonnements d'oreilles. L'appétit a légèrement augmenté, mais le malade a une préférence marquée pour les aliments épicés et les salaisons : pas de troubles intestinaux. Du côté du cœur, on n'entend pas de souffle, mais on perçoit des bruits musicaux intenses sur le trajet des vais-

seaux du cou. Les battements du cœur s'exagèrent promptement pendant la marche.

Au dynamomètre, nous enregistrons, pour la main droite 47 k., et pour la main gauche 40 kil.

Poids : 58 kil.

Globules rouges : 1,900,000.

Les urines contiennent toujours beaucoup d'indican.

Il résulte de cette histoire clinique que nos malades ont présenté des symptômes ayant la plus grande analogie avec ceux qui ont été signalés chez les ouvriers anémiques du St-Gothard. C'est ainsi que nous avons constaté de la pâleur des téguments, de la décoloration des muqueuses, des œdèmes des extrémités inférieures, des bruits de souffle cardio-vasculaire, des palpitations, des vertiges, symptômes qui ne manquent jamais dans toute anémie grave quelle qu'en soit la cause.

Si nous nous en tenons à cette description symptomatique, il est certain qu'il n'y a presque point de différence entre l'épidémie des ouvriers gottardiens et l'anémie des houilleurs.

Mais, d'autre part, en étudiant l'ankylostomasie, nous avons vu que l'on avait observé d'autres symptômes chez les malades de St-Gothard. Tous les médecins italiens insistent sur les troubles gastro-intestinaux qui n'ont presque jamais fait défaut. Dans la plupart des cas, sinon dans tous, on a constaté des nausées, des vomissements, de la diarrhée, des douleurs abdominales et quelquefois même des hémorrhagies intestinales. D'après Immermann, Perroncito, Bugnion (de Lausanne), Monighetti, etc., les coliques, les borborygmes, le tympanisme duodénal et les douleurs plus spécialement localisées dans la région du duodénum auraient une très grande valeur diagnostique, et le docteur Sahli ne craint pas d'affirmer que les coliques sont un symptôme constant de la maladie.

En parcourant nos observations, on a pu voir qu'il n'est pour ainsi pas fait mention de troubles du côté de l'estomac. Cependant, dans quelques cas, nous avons observé de légers vomissements alimentaires et même bilieux. Mais, par contre, c'est toujours en vain que nous avons recherché le tympanisme abdominal ou duodénal, les coliques, la diarrhée, les mœlénas, autant de symptômes constatés dans l'ankylostomasie.

A quelles causes attribuer cette différence dans les symptômes ? Une explication définitive nous paraît difficile à donner, car, si dans certains cas, nous avons expulsé un petit nombre de parasites, dans d'autres, au contraire, les matières contenaient 100 et même 300 ankylostomes. Cependant des phénomènes douloureux du côté de l'abdomen sont signalés par Perroncito, Sahli, Monighetti, chez des sujets porteurs d'un moins grand nombre d'helminthes.

Chez un de nos malades nous avons compté 280 parasites et, malgré ce chiffre élevé, il n'avait jamais accusé aucun trouble intestinal. De plus, nous tenons à insister sur ce fait, c'est que chez ce même mineur, l'intensité de l'anémie ne paraissait pas en relation directe avec la quantité de parasites expulsés. On ne peut expliquer ce défaut de parallélisme par un séjour trop court des parasites dans l'intestin, car depuis le début de sa maladie, ce jeune homme est resté un an sans descendre dans la mine, temps plus que suffisant pour produire une anémie profonde, comme on le rapporte pour les gottardiens,

Il est un autre point sur lequel nous désirons attirer l'attention ; à savoir les résultats obtenus à la suite du traitement antiparasitaire.

Comme M. le Professeur Perroncito, nous avons traité nos malades par l'extrait éthéré de fougère mâle. Au début, nous administrions le médicament sous forme d'opiat à la dose de 8 à 10 gr. répétée pendant trois jours : environ trois heures après la dernière ingestion du médicament, nous faisions prendre un purgatif (huile de ricin 30 gr., sirop d'orgeat 30 gr.), afin d'expulser plus promptement les parasites, et pendant toute la durée du traitement nous prescrivions du thé au rhum. Malgré les doses élevées du vermifuge nous n'avons pas constaté de troubles sérieux du côté de la digestion ; dans un seul cas, nous avons provoqué des vomissements passagers et une légère diarrhée. L'acide thymique (4 gr. par jour) sous forme d'opiat, nous a donné de bons résultats, mais cette même dose doit être répétée pendant trois jours consécutifs. Dans un cas nous avons employé le thymol à la dose de 12 gr. divisés en six paquets, et donnés toutes les deux heures dans du pain azyme. Malgré l'ingestion d'une certaine quantité de thé au rhum, notre malade a éprouvé pendant 5 à 6 heures une grande fatigue accompagnée de vives coliques, de diarrhée, de nausées fréquentes, mais sans vomissements. En raison de ces accidents, nous croyons qu'il faut réserver ce médicament pour les malades dont l'état général est assez satisfaisant.

Dans ces derniers temps, nous avons eu recours à l'huile éthérée de fougère mâle, d'après la formule suivante :

> Huile éthérée de fougère mâle........   8 gr.
> Elixir de Garus...................   60 gr.

Ce mélange a été pris pendant trois jours, et à la suite
de la purgation, le malade expulsait tous les parasites
contenus dans son intestin.

Il faut rejeter absolument le vermifuge précédent
employé sous forme de bols : nous n'avons eu que des
insuccès avec cette préparation, car les bols ne sont pas
dissous et on les retrouve en grande partie dans les
selles.

Il nous reste maintenant à exposer brièvement les modifications survenues dans l'état de nos malades après
l'expulsion totale des parasites. Le tamisage des matières fécales est, comme nous l'avons déjà dit, le seul
moyen de connaître sûrement le nombre de parasites
rendus par les malades. Les chiffres que nous donnons
sont d'autant plus exacts que, dans tous les cas, nous
avons examiné les trois ou quatre premières selles qui
ont suivi l'administration de la dernière dose du vermifuge.

Chez notre premier malade (Obs. I), nous n'avons
trouvé que 13 ankylostomes et le 15 février 1882, il était
impossible de découvrir un seul œuf dans les fèces. Le
poids du malade qui était de 59 kil. 500 quelques jours
avant le traitement avait un peu diminué et le 21 avril,
c'est-à-dire environ deux mois et demi plus tard il était
alors de 59 kil. 400. Le dynamomètre n'a jamais donné
plus do 5 kil. pour les deux mains : l'appétit n'est pas
meilleur, la faiblesse persiste et le malade ne peut reprendre son travail.

Dans le deuxième cas (Obs. II), nous comptons également 13 parasites : le 23 février 1882, on ne trouve plus
d'œufs dans les selles : ce même jour, le dynamomètre

donne 50 kil. pour les deux mains. Deux mois plus tard, le poids augmente de 1 kil. 100, le dynamomètre accuse 57 kil. pour la main gauche et 66 kil. pour la main droite. Persistance de la dyspnée et des souffles cardio-vasculaires.

Expulsion de 18 parasites (Obs. III), disparition complète des œufs, le 14 février 1882. Le malade examiné le 31 mars suivant n'accuse plus de céphalalgie, ni de troubles de la vue, mais il a toujours de la décolora tion des muqueuses, de l'œdème des jambes, de la boul-fissure de la face, de l'anorexie et un souffle anémique.

Obs. IV. — Expulsion de 21 ankylostomes : le 14 février 1882, il n'y a plus d'œufs dans les matières fécales; neuf semaines plus tard (21 avril) le malade constate que ses forces ont augmenté, les symptômes céphaliques ont disparu, néanmoins la faiblesse empêche le patient de reprendre son travail.

Le malade dont il est question (Obs. V), présente de l'intérêt à cause du grand nombre de parasites dont il était porteur. Ce mineur était très-anémique et nous avons trouvé chez lui environ 100 ankylostomes; l'expulsion a été complète en une seule fois et le 11 mars 1882, on ne voyait plus d'œufs dans les selles. Nous avons observé ce malade pendant près de deux mois ; le 30 avril, il accusait encore des bourdonnements d'oreilles, des vertiges, de la décoloration des muqueuses, un souffle intense à la base du cœur au premier temps et dans les vaisseaux du cou, des palpitations et une grande faiblesse. Ce malade avait été en outre soumis à un traitement reconstituant.

Enfin, un autre houilleur anémique (Obs. VI), a rendu

280 à 300 parasites. Le 18 décembre, il nous a été impossible de découvrir un seul œuf dans cinq préparations microscopiques. Nous avons l'occasion d'examiner ce malade trois mois plus tard et avec M. le Professeur Bondet nous constatons que ce jeune homme a toujours le facies anémique : il existe des souffles musicaux dans les vaisseaux du cou, des palpitations pendant la marche ; le poids et les forces sont les mêmes qu'au début du traitement, les urines contiennent toujours une forte proportion d'indican.

De ces observations il semblerait résulter que l'amélioration est survenue surtout dans les cas où les parasites étaient en petit nombre, qu'au contraire, elle a été insignifiante et pour ne pas dire nulle chez nos deux derniers malades dont l'intestin renfermait de nombreux parasites. Cependant ces deux anémiques débarrassés de leurs hôtes incommodes auraient dû rapidement guérir puisque le parasite hématophage n'existait plus ! Malheureusement pour nos patients, ils sont incapables de reprendre leur travail trois mois après la disparition des parasites.

Cette lenteur, pour ne pas dire cet état stationnaire de nos malades, nous a frappé dès le début de nos recherches et cela avec d'autant plus de raison que nous étions en droit d'attendre les résultats signalés par les médecins italiens chez les mineurs du St-Gothard.

D'après les nombreuses observations publiées par Perroncito, la guérison a toujours été complète au bout d'un mois, et dans les cas les plus graves, les malades ont été radicalement guéris dans l'espace d'un mois et demi à deux mois. Les huit malades de Monighetti ont tous quitté l'hôpital au bout de trente jours. Bugnion cite l'observation d'un ouvrier du St-Gothard, Forno, qui atteint d'anémie grave fut mis en traitement le 27 janvier : les derniers ankylostomes furent expulsés le 7 février, et le 25 février le malade sortait complètement rétabli.

Des résultats aussi rapides, coïncidant avec l'expulsion des parasites, ne laissent aucun doute sur la nature essentiellement parasitaire de l'épidémie du St-Gothard.

Ces grandes différences dans certains symptômes présentés par nos malades, mais surtout l'amélioration très lente et souvent insensible obtenue à la suite du traitement antihelminthique nous avait fait considérer l'anémie des houilleurs comme une affection différente de celle des ouvriers du St-Gothard. Dans notre mémoire publié en collaboration avec mon excellent ami Eraud (17 mai 1882), nous combattions l'identité absolue des deux maladies et nous rejetions la théorie exclusivement parasitaire.

De son côté, M. le docteur Riembault, de St-Etienne (30 mai 1882) ne faisait que confirmer à l'Académie de médecine, le résultat de nos recherches formulées déjà dans notre mémoire.

De plus, il résulte des recherches personnelles de M. Dransart, sur l'anémie des mineurs (congrès de la Rochelle 1882) que « tout en admettant la possibilité de l'anémie helminthiasique, il y a lieu de faire bien des réserves sur la fréquence de cette anémie et d'attendre les résultats d'un grand nombre de faits. » Sur six mineurs anémiques, l'auteur a observé deux fois l'ankylostome duodénal, et encore en proportion si faible qu'il

n'est pas possible de lui imputer l'anémie : il a vu l'ankylostome chez un sujet qui n'était ni mineur ni anémique.

Nous citerons, en terminant, les résultats thérapeutiques obtenus par le docteur A. Manouvriez dont on
connaît toute la compétence. Dans une communication
à la Société de médecine de la Loire (15 septembre 1884),
l'auteur s'exprime ainsi : « Nous-même dès le mois de
février 1882, nous avons constaté la présence des œufs
d'ankylostomes dans les matières fécales de houilleurs
anémiques de la compagnie d'Anzin ; mais l'expulsion
de ces vers par l'administration de l'extrait éthéré de
fougère mâle n'a pas sensiblement amélioré l'état des
malades. »

CHAPITRE III

SOMMAIRE. — L'Ankylostome existe chez des mineurs non anémiques. — Anémie des mineurs sans parasites. — Difficultés dans le diagnostic de l'anémie des mineurs : sa coïncidence avec des maladies diverses. — L'Ankylostome produit-il toujours l'anémie ?

Dans notre mémoire publié en 1882, nous avions déjà signalé la présence d'un assez grand nombre d'ankylostomes dans les intestins d'individus qui ne présentaient pas de symptômes d'anémie. Nos recherches ultérieures nous permettent d'affirmer que l'anémie n'est pas fatalement liée à l'existence des parasites dans le tube intestinal ou que tout au moins il est nécessaire que les parasites soient en nombre très-considérable.

Obs. I. (*person. et inéd*). — G... F., âgé de 41 ans, mineur, né à Salto (Italie), a été admis à l'Hôtel-Dieu au mois d'avril 1882, pour une tumeur blanche de l'articulation tibio-tarsienne droite.

Après avoir été employé aux terrassements de la ligne ferrée de Lyon à Genève en 1856, cet homme est venu à St-Etienne en 1864, et pendant 16 ans (1862-1878), il a travaillé tantôt à l'extraction de la houille, tantôt au percement des galeries. En 1878, cet homme quitte les mines de houille pour exercer de nouveau la profession de terrassier, lorsqu'au mois de janvier 1881, après avoir séjourné pendant trois mois dans un tunnel très humide, il contracte son affection articulaire.

A son arrivée à l'hôpital, cet homme ne présente aucun symptôme d'anémie; il est fort, robuste et bien musclé, les fonctions gastro-intestinales sont parfaites, le système nerveux central et périphérique est intact.

Le 15 juillet 1882, nous expulsons 40 à 45 ankylostomes. Trois mois après son admission à l'hôpital, l'articulation s'enflamme rapidement, s'ulcère : il se produit une anasarque généralisée, rendant toute intervention chirurgicale impossible et le malade succombe le 19 novembre 1882.

A l'autopsie, nous constatons que l'intestin ne contient plus de parasites, mais nous trouvons dans le cœcum de nombreux tricocéphales dont le tube digestif renferme du sang.

En résumé ce malade était porteur de 40 à 50 helminthes et malgré cela il n'a cessé son travail qu'à la suite de sa lésion articulaire, que nous n'avons nullement la pensée de placer sous la dépendance des para-sites. On pourrait encore nous objecter que l'action débilitante des ankylostomes n'avait pas encore eu le temps de s'exercer : toutefois, il est certain que les parasites occupaient l'intestin depuis au moins 18 mois. De plus, nous avons trouvé dans le cœcum de ce ma-lade un nombre considérable de tricocéphales dont plusieurs contenaient du sang dans leur intérieur. Ce fait mérite d'être signalé, car on croit généralement que ces parasites se nourrissent exclusivement des sucs intestinaux.

Obs. II (person. et inéd). — M. L..., âgé de 38 ans, mineur, né à Rive-de-Gier (Loire), entré à l'Hôtel-Dieu le 3 juillet 1883, dans le service de M. le docteur Létiévant.

Dès l'âge de 6 ans, ce malade a eu des manifestations scrofu-leuses, (ostéites de la région orbitaire droite et du sternum). A 18 ans, il commence à travailler dans les mines où il a été alter-nativement employé comme rouleur et comme piqueur. Pendant quatre années il se livre à la culture de la terre, jouissant toujours d'une bonne santé. Il revient à Rive-de-Gier et reprend sa profession de piqueur durant quatre années. En 1879, puis en 1883, surviennent des abcès d'origine osseuse qui suppurent abondamment et affaiblissent le malade. Son état nécessite son admission à l'hôpital de Rive-de-Gier où un traitement reconstituant amène une amélioration marquée.

Ce malade était à peine convalescent qu'un nouvel abcès survient à la partie supérieure de la jambe gauche et oblige le patient à se faire admettre à l'Hôtel-Dieu de Lyon.

La suppuration est abondante, la marche est devenue impossible. L'état général du sujet est le suivant : la peau est blanchâtre, sèche et les muqueuses sont rouges, les veines sous-cutanées saillantes : jamais de céphalalgie ; absence constante de vertiges, de bourdonnements d'oreilles, de troubles visuels. Les battements du cœur sont réguliers ainsi que le pouls ; jamais d'œdème des extrémités.

Du côté de l'appareil respiratoire on constate une toux légère, une expectoration charbonneuse : jamais d'hémoptysies. Diminution de l'appétit, absence de nausées ou de vomissements, pas de diarrhée ni de mœlénas ; les matières fécales sont jaunâtres. Jamais de troubles intestinaux.

Après l'administration du vermifuge, le malade rend 50 à 60 ankylostomes.

Dans ce cas, on ne saurait attribuer aux helminthes la cause des accidents scrofuleux dont le début remonte à l'enfance : d'autre part, le malade n'a jamais cessé son travail qu'au moment de l'apparition des abcès.

Chez un troisième malade, atteint de tuberculose pulmonaire, nous avons expulsé également environ 30 à 35 parasites ; le patient, en dehors de son affection pulmonaire, ne présentait aucun signe d'anémie.

Du reste, il est un fait actuellement hors de doute, c'est que l'on observe des mineurs atteints d'une anémie quelquefois très prononcée, et cependant ces malades ne sont pas porteurs d'ankylostomes.

Pour notre part, nous avons toujours rencontré l'anky-lostome dans les cas d'anémie : il est vrai de dire que le nombre restreint d'anémiques observés par nous en est la cause, car ces malades sont peu nombreux dans le bassin de la Loire.

Mais si nous condensons les faits publiés par les méde-cins des mines des différents bassins houillers de la France, nous pouvons nous convaincre de la possibilité et de la fréquence de l'anémie sans parasites.

En effet, nous avons dit plus haut que M. P. Fabre, (Congrès international de Genève, 1882) n'avait pu trou-ver l'ankylostome, bien qu'il eût fait l'examen microsco-pique des fèces de nombreux houilleurs anémiques des mines de Commentry. Les recherches des docteurs Jouan-net et Florain ont été également infructueuses.

Nous avons vu également que M. Dransart avait observé plusieurs anémiques sans ankylostomes. M. Lesage qui, au début, croyait à une anémie essentiellement parasi-taire est revenu depuis sur sa décision, car il a trouvé, avec M. Dransart, des houilleurs anémiques dans les selles desquels il était impossible de découvrir un seul œuf d'ankylostome.

L'anémie des mineurs sans parasites a été encore signalée par le docteur A. Manouvriez : le cas dont il s'agit est celui d'un mineur de 40 ans, qui travaillait dans les galeries depuis 28 années et qui était atteint d'anémie progressive datant de trois ans, et qui l'empê-chait alors de travailler. L'auteur ne découvrit pas d'œufs d'ankylostomes dans les selles et le malade ne rendit aucun parasite sous l'influence du vermifuge.

Cette observation mérite certainement d'être prise en

sérieuse considération et avec d'autant plus de raison qu'un autre fait semblable a été observé par un médecin des houillères de Ronchamps (Haute-Saône). Sur la demande de M. Manouvriez, le docteur Bailly a recherché les œufs de l'ankylostome chez les mineurs anémiques et il n'en a trouvé aucun vestige. Ce résultat négatif a été constaté par l'examen microscopique des matières fécales provenant d'un anémique type, que son confrère avait eu l'obligeance de lui adresser.

Plus récemment encore, le docteur Bourguet, médecin des mines de Graissessac, annonce qu'il n'a pas trouvé le parasite dans les selles de ses malades, et pense que fort souvent les œufs qu'on attribue à l'ankylostome sont ceux du tricocéphale et ne représentent qu'une phase de son évolution. A cette dernière supposition, nous répondrons qu'il ne peut y avoir de confusion possible entre les œufs de ces deux parasites, car ils sont totalement différents quant à la forme et à la grosseur ; la cause d'erreur provient sans doute, pour l'auteur, de la coïncidence des œufs de ces deux helminthes dans les selles d'un même malade, ce qui est la règle presque générale.

Enfin, l'ankylostome est un parasite inconnu en Angleterre, chez les mineurs des nombreux bassins houillers de la Grande-Bretagne ; c'est ce qui résulte d'une lettre qu'a bien voulu nous adresser M. le professeur Cobbold et dont nous le remercions sincèrement.

« MONSIEUR,
« L'ankylostome n'existe pas chez les ouvriers employés à
« l'extraction de la houille dans les charbonnages d'Angleterre.
« J'ai l'honneur d'être votre dévoué serviteur.
« T. SPENCER-COBBOLD. »
« Londres 19 mars 1885. »

En terminant cette étude, il nous reste quelques mots à dire sur la difficulté qu'il peut y avoir à faire le diagnostic de l'anémie des mineurs, et sur la coïncidence de ces parasites dans des maladies les plus diverses et le rôle qu'ils ont paru jouer dans ces différents cas.

Chez un mineur qui avait travaillé pendant près de 20 ans dans les galeries, nous avions constaté tous les signes de l'anémie; il n'y avait pas d'œufs d'ankylostomes dans les selles et durant deux mois, le malade fut traité sans résultat par les reconstituants. Un jour, à la visite du matin, le patient se plaint de douleurs hypogastriques avec irradiations au scrotum, à la partie supérieure de la cuisse gauche, de douleurs lancinantes au périnée, le toucher rectal fit découvrir un néoplasme ayant déjà envahi toute la partie antérieure du rectum; le diagnostic n'était plus douteux, il s'agissait d'une anémie cancéreuse chez un mineur.

Le cancer chez les mineurs est probablement beaucoup plus fréquent qu'on ne pourrait le supposer et nous devons à l'obligeance de notre excellent ami Montagnon, interne des hôpitaux de Lyon et de St-Etienne, une observation encore plus concluante que la précédente. Le malade dont nous allons parler était entré à l'hôpital de St-Etienne, dans le service de M. le docteur Chavanis qui porta le diagnostic d'anémie profonde chez un houilleur. L'examen des selles permit de découvrir un ou deux œufs d'ankylostomes dans plusieurs préparations. Après deux mois de traitement, le malade meurt de cachexie, et à l'autopsie, on trouva un vaste néoplasme occupant la grande courbure de l'estomac; celui-ci contenait une bouillie noirâtre et fétide, et à l'ouverture de l'abdomen, il s'écoula sept à huit litres de liquide citrin. La disposition en nappe de l'infiltration cancéreuse avait rendu le diagnostic impossible pendant la vie.

Il est donc évident que l'ankylostome duodénal se rencontre chez des individus affectés de maladies diverses (cancer, phthisie, scrofule), affections qui sont loin d'être rares chez les mineurs. Nous avons rapporté plus haut, le cas d'un mineur des environs de Commentry qui présentait tous les symptômes d'une intoxication saturnine chronique et qui était en même temps porteur d'ankylostomes ; à la suite du vermifuge le malade expulsa 300 parasites (P. Fabre). L'auteur ajoute qu'il est difficile de déterminer quel rôle comparatif ont joué les ankylostomes et le saturnisme dans cet état par trop complexe ; toujours est-il que ce malade fut traité par l'iodure de potassium et 6 mois après l'expulsion des parasites on peut considérer cet homme comme guéri.

En 1882, le Professeur Mc. Connell, de Calcutta, s'est livré à des recherches pour établir les rapports qui pourraient exister entre l'ankylostome duodénal et les maladies dans lesquelles se rencontrait cet helminthe. Les études ont été faites sur des sujets habitant l'Hindoustan où le parasite se rencontre fréquemment: l'auteur a observé vingt malades dont il a résumé l'histoire dans le tableau ci-dessous :

TABLEAU

Des cas de Dochmius Duodénal dans le corps humain, avec nature de la maladie,
présence ou absence, de l'anémie, etc.

N°	RACE, ETC.	SEXE	AGE	MALADIES	SITUATION	ANÉMIE EXISTANT	OBSERVATIONS
1	Origin. de l'Hindoustan.	Mâle.	25	Dyssenterie chronique..	Jéjunum	Oui	Vers trouvés adhérents.
2	Indigène (Mahométan)..	»	18	Dyssenterie aiguë	»	Non	Distoma réunis dans les conduits billaires.
3	Origin. de l'Hindoustan.	»	»	Érysipèle.	Duodénum et partie supérieure du jéjunum.	Non	Tricocéphales et oxyures dans le gros intestin.
4	»	»	»	12	Anémie et malaria,.....	»	Oui	Pas de lésion intestinale.
5	»	»	»	40	Bronchite chronique ...	»	Non	» »
6	»	»	»	30	Fièvre rémittente......	»	Non	» »
7	»	»	»	32	Anémie, dyssent. malaria	Libres dans le contenu de l'intestin grêle	Oui	» »
8	»	»	»	28	Méningite cérébro-spinale aiguë......... ..	Jéjunum	Non	Pas de lésion intestinale.
9	»	»	»	40	Dyssenterie............	Jéjunum et partie supérieure de l'iléon......	Oui	» »
10	»	»	»	27	Pneumonie....	»	Non	» »
11	»	»	»	26	Tétanos traumatique...	»	Non	» »
12	»	»	»	26	Cirrhose du foie. etc....	»	Oui	Petits points où adhéraient les vers.
13	»	»	»	26	Maladie de cœur... ...	Duodénum et partie supérieure du jéjunum..	Non	Vers trouvés adhérents.
14	»	»	»	35	Dyssenterie aiguë......	Libres dans l'intest. grêle	Non	» »
15	»	»	»	32	Pyémie après fracture compliquée du pied..	»	Non	Pas de lésion intestinale.
16	»	»	»	30	Cirrhose du foie.... ..	Duodénum	N. n	» »
17	»	»	»	18	Dyss. et cirrhose du foie	Jéjunum	Oui	» »
18	»	»	»	30	Dyssenterie aiguë......	Duodénum et partie supérieure du jéjunum.	Non	Vers adhérents.
19	»	»	»	20	Dyssenterie chronique..	Jéjunum et partie supérieure de l'iléon......	Oui	Vers adhérents; détachés et placés dans l'eau ils exécutaient des mouvements avec vivacité.
20	»	»	Fem.	25	Dyssenterie chronique et anémie splénique	Jéjunum	Oui	Vers adhérents

Mc. Connell fait les réflexions suivantes : « tandis que l'anémie fut un élément prédominant dans presque la moitié (8 sur 20) des cas dans lesquels les ankylostomes furent trouvés, il me semblait encore que, dans ces cas, l'anémie était plus directement attribuable aux complications de la malaria et de la dyssenterie, qu'à la présence d'un nombre varié de ces parasites ; d'autre part, dans plus de la moitié des cas (12 sur 20) il n'y avait pas d'anémie, mais un degré certain d'hyperhémie de presque toutes les parties et tissus du corps, comme c'est la règle dans les maladies aiguës ou sthéniques, telles que la pneumonie, l'érysipèle, la méningite cérébro-spinale, la fièvre rémittente, etc. Non-seulement il n'y avait pas d'anémie des parties découvertes après la mort dans la majorité des cas, mais la vraie nature des maladies fatales excluait l'existence de ces conditions pendant la vie. Nous accorderons volontiers que dans une certaine proportion des cas que nous venons de rapporter l'anémie puisse être partiellement attribuée à la déplétion résultant de la présence des parasites ; mais, dans le plus grand nombre des cas, leur existence n'était pas associée avec cet état, et rien jusqu'à présent, n'est venu démontrer qu'une hypohémie spécifique ou une chlorose se rencontre chez les habitants de cette contrée et puisse succéder, même indirectement, à cette cause, Je n'ai, jamais encore pu trouver les vers dans les évacuations durant la vie et je ne connais pas de symptômes spéciaux au moyen desquels leur existence puisse être diagnostiquée. Mon opinion est que leur présence doit être regardée dans la majorité des cas comme purement accidentelle, et leur relation avec quelques maladies spéciales comme une coïncidence. »

RÉSUMÉ

De l'ensemble de cette étude clinique, basée sur nos recherches personnelles contrôlées, du reste, par celles des médecins des mines les plus autorisés (Fabre, Manouvriez, Dransart, etc.), nous croyons pouvoir conclure que:

1° L'ankylostome duodénal, helminthe identique à celui qui a été la cause de la maladie du St-Gothard, désignée sous le nom d'ankylostomasie, existe également en France, en Belgique et en Allemagne, chez les ouvriers employés à l'extraction de la houille ;

2° Ce parasite se rencontre surtout chez les mineurs des bassins houillers de la Loire (St-Etienne) et du Nord (Anzin) ; il est très-rare chez les mineurs de Commentry (Allier) et n'existe pas en Angleterre;

3° C'est toujours en vain que nous avons maintes fois recherché ce parasite dans les eaux boueuses des marais qui environnent Lyon (Dombes), soit encore chez des tuiliers, des terrassiers, des paludéens ou des chlorotiques;

4° Par contre, nous avons trouvé cet helminthe chez presque tous les nombreux mineurs dont nous avons eu l'occasion d'examiner les selles, et nous avons pu constater que l'ankylostome existe non-seulement chez les houilleurs atteints d'anémie, mais encore dans l'intestin de mineurs non anémiques. Dans presque tous les cas, le microscope faisait découvrir dans les selles d'un même sujet des œufs d'ankylostomes, de tricocéphales, d'ascarides et quelquefois des larves d'anguillule stercorale.

5° La maladie des ouvriers du St-Gothard n'est pas, à notre avis, comparable à l'anémie dite des mineurs. Nous rejetons cette assimilation complète en nous basant sur l'absence constante dans l'anémie des houilleurs de certains symptômes gastro-intestinaux, tels que coliques, douleurs abdominales, tympanisme duodénal, vomissements, diarrhée, selles noirâtres ou sanguinolentes, autant de symptômes constants de l'anémie du Saint-Gothard.

6° Le traitement antihelminthique nous a toujours donné des résultats très incomplets, quel que soit le nombre de parasites expulsés, car plus de trois mois après la disparition du dernier ankylostome aucun de nos malades n'avait pu recouvrer assez de forces pour reprendre son travail.

Est-ce à dire que l'on ne doive pas tenir compte de la présence d'un nombre quelquefois considérable de parasites contenus dans l'intestin ? Nous ne saurions refuser un rôle débilitant à l'ankylostome duodénal, attendu que ce parasite absorbe du sang et peut irriter et enflammer chroniquement la muqueuse intestinale. Aussi, sommes-nous d'avis d'expulser cet helminthe, si toutefois le microscope décèle l'existence d'un grand nombre d'œufs dans les selles.

7° Le meilleur vermifuge est assurément la fougère mâle (huile éthérée ou extrait); l'acide thymique et surtout le thymol donnent lieu à des troubles gastro-intestinaux et vésicaux parfois très-intenses, accidents qu'il faut éviter chez des sujets déjà très-affaiblis.

8° L'ankylostome duodénal n'est pas la cause essentielle de l'anémie dite des mineurs. Cette opinion nous l'avions déjà soutenue avec M. Eraud, en 1882, bien que M. Hallopeau nous fasse dire le contraire. Actuellement nous sommes d'autant plus affirmatifs que les nombreuses recherches faites par MM. Fabre (de Commentry), Dransart, Manouvriez, etc., ont démontré que l'ankylostome faisait complètement défaut chez des houilleurs atteints depuis de longues années d'une anémie très prononcée.

9° L'anémie dite des mineurs n'est donc pas fatalement liée à l'ankylostome duodénal et lorsque le parasite se rencontre chez un houilleur anémique, son action vient s'ajouter aux causes excessivement multiples et variées, que nous n'avons pas à examiner ici, mais sous la dépendance desquelles s'est développée la maladie.

INDEX BIBLIOGRAPHIQUE

**A. Ankylostome en général. — Epidémie du St-Gothard
(Ankylostomasie).**

Dubini, In *Omodei, Annali univ. di medicina*, Milano, aprile 1843,
t. CVI p. 5. Extr. dans *Schmidt's Jahrb.*, vol. 41, 1844, p. 186.

Castiglioni, sedute mensili dell'Ospedale Magiore di Milano,
1844.

Von Siebold, *Wiegmann's Archiv*, 1845, Jahresbericht, p. 220.

Pruner, Krankheiten des Orients, 1847, p. 244.

Dubini, Entozoografia umana. Milano, 1850, p. 102, tav. 4.

Bilharz, Ein Beitrag zur Helminthographia humana, *Zeits. f.
wis. Zool.*, vol. 4, 1852, p. 55, tab. 5.

Griesinger, Klin. u. Anat. Beob. über die Krankheiten v.
Egypten Anchylostomen-Krankheit und Chlorose, in *Vierordt's
Archiv. f. phys. Heilkunde*, Iahrg. 13, 1854, p. 554, extr. dans
Gazette hebd. Paris, 13 avril 1855.

Küchenmeister, Die in u. an dem Körper des leb. Menschen
vork. Parasiten. Leipzig, 1855, p. 297, tab. 6.

Van Beneden et Gervais, Zoologie médicale. Paris 1859.

Molin, Il sottordine degli Acrofalli, *Memorie dell' Istituto Ve-
neto delle scienze*, vol. 9. Venezia, 1860, p. 61 (Dochmius anchylostomum).

Diesing, Revision, des Nematoden, *Wiener Sitz.-Ber.*, vol. 42,
1860.

Moquin-Tandon, Eléments de zoologie méd. Paris, 1862.

Spencer Cobbold, Entozoa. London, 1864, p. 361 (Sclerosto-
mum duodenale).

Hartmann, Naturg.-med. Skizze der Nillander. Berlin, 1866.

Griesinger, Das Wesen der tropischen Chlorose, *Archiv f.
Heilkunde,* Jahrg. 7, 1866, p. 381.

Schneider, Monographie des Nematoden. Berlin, 1866, p. 139.
tab 9, fig. 3.

Sangalli. Geographia elmintologica. Anchilostoma e Trichina.
Giornale d'anatomia e fisiologia patologica, vol. 3, 1866.

Grenier (A.). Présence de l'ankylostome duodénal sur un sujet
mort à Mayotte, de cachexie aqueuse ou mal-cœur. *Arch. de
méd. nav.,* 1867, p. 70.

T. de Rocha. ueber die Anchylostomen-Krankheit, ni Brasilien
Arch. f. Heilkunde, 1868.

Délioux de Savignac, *Bull. de l'Acad. de médecine de Paris,*
1871, p. 765.

Wucherer, *Gazzetta medica de Bahia,* 1872, extr. dans *Deuts-
ches Archiv f. Klin. Méd.,* 1872 (Ueber Anchylostomen-Krankheit, etc.).

J. Rodriguez de Moura, De l'hypohémie intertropicale consi-
dée comme maladie vermineuse, *Gazette méd. de Paris,*
28 septembre 1872, p. 477. — *Gazzetta medica de Bahia,* 1872.

Leuckart, Die menschl. Parasiten, vol. 2, 1875, p. 410 (Dochmius duodenalis).

Kundrath, *Oest. Zeits. f. prakt. Heilkunde,* nº 2, 10. Januar
1875 (cité par Schmarda, Zoologie. 1877, p. 443).

Heschl. Fall. v. Anchylostomum duodenale beobachtet in 1872,
Mittheil. d. Ver. der Aerzte in Niederœst., 1876.

Heller, Krankeiten des chilopæstischen Apparates in Ziemssen's
Handb. Leipzig, 1876.

Davaine, Traité des Entozoaires, Paris, vol. 1, 1877, p. 118,
vol. 2, 1878, p. CXVIII et 931.

Sangalli, Sopra alcuni punti controversi di elmintologia. *Memorie del R. Istituto Lombardo,* vol. 13, 1877. *Imparziale,*
1877.

Sonnino et Morelli, *Sperimentale e Imparziale,* 1876.

Parona et Grassi, Di una nuova specie di Dochmius (D. Balsami), con 1 tav. Studdi fatti nel Lab. di anat. e fis. comp. della R. Univ. di Pavia. diretto dal prof. Maggi, 1877.

Sangalli, Annotazioni critiche sull' anchilostoma duodenale. *Rendiconti del R Istituto Lombardo*, Milano. 1878, p. 460.

Grassi, Il dochmio del gatto, *Gazz. med. italo-lombarda*, 1878.

Grassi e Parona. Intorno all' Anchilostoma duodenale, *Ann. univ. di med.*, 1878.

Sonsino, Anemia perniciosa progressiva de anchilostomi. *L'Imparziale*, Firenze, Maggio, 1878.

Morelli (C.), Interno ad un caso di anemia progressiva con anchilostoma duodenale. *Lo Sperimentale*. Gennaio, 1878, Fasc. I.

Maggi (L.), Sugli studi di C. Parona e G. B. Grassi, interno all' anchilostoma. *Rendiconti del R. Ist. Lombardo*, vol. 11, sér. 2, p. 428. Maggio 1878.

Pavesi, Osservazioni critiche alla memoria di B. Grassi e dei dottori, C. ed E. Parona. interno, all' anchilostoma duodenale. *Rendic. del R. Ist. Lombardo*, vol. 11. sér. 2, p. 436. Maggio 1878.

Sangalli. Controsservazioni alle osservazioni critiche del prof. Pavesi. *Rendic. del R. Ist. Lombardo*, vol. 11, sér. 2, p. 438. Maggio 1878.

De Souza Vaz. Sur la nature parasitaire de l'hypohémie intertropicale et sur l'indication rationnelle des antihelminthiques dans la cure de cette maladie. *Journ. Thérapeuth. de Gubler*, n° 22, 1878.

Sonsino. L'anchilostoma duodenale in relazione coll' anemia progressiva perniciosa. *Imparziale*, n° 8, 30 aprile 1878.

Ciniselli. *Annali univ. di med.*, 1878.

Grassi e Parona. Interno all' anchilostomiasi. *Annali univ. di med* , 1879.

Grassi e Parona. Sovra l'Anguillula intestinalis dell' uomo e sovra embrionio probabilmente d'Anguillula. *Archivio per le scienze mediche*, con 1 tav., vol. 3, 1879.

Grassi e Parona. Interno all' Anguillula intestinalis. *Atti della*

Soc. ital. di scienze naturali, vol. 21. Milano, 1879, p. 855. — *Organizzazione del corpo umano.* liv. 3.

Bozzolo, L'Anchilostomiasi e l'anemia che ne conseguita. *Giorn. internaz. dell Scienze med.* nuova serie, anno I, 1879, fasc. 10 et 11.

Lombard, *Traité de climatologie méd..* Paris, t. III. p. 409 et 461, 1879 ; t. IV, 1880, p. 390.

Leva, *Gazetta delle cliniche di Torino,* n° 6, 1880.

Perroncito, *Gazetta delle cliniche di Torino,* n° 16, 16 aprile 1880.

Bozzolo e Pagliani, L'anemia al traforo del Gottardo. *Giorn. della Societa ital. d'igiene.* Anno II, n° 3 et 4. Milano, 1880. — *Italia medica.*

Concato et Perroncito, Sur l'Anchylostomiase. *Comptes rendus de l'Acad. des sciences,* Paris, 1880, p. 619 (séance du 15 mars). — *Gazette méd. de Paris,* 1880, p. 207.

Perroncito, Osservazioni elmintologiche relative alla malattia sviluppatasi endemica fra gli operai del Gottardo. *Reale Accad. dei Lincei,* seduta del 2 maggio 1880, vol. 4, série 3.

Lombard, La maladie des ouvriers employés au percement du St-Gothard. *Archives des sciences.* Genève, juin 1880.

Sonderegger, Die kranken Gottardtunnel-Arbeiter. Bericht an das Eidg. Dep. des Innern, *Correspondenzblatt f. schw. Aerzte.* Basel. 15 juni et 1 juli 1880.

Extr. dans *Bull. de la Soc. méd.* Lausanne, 1880, p. 228.

Perroncito, Azione di reagenti chimici e di sostanze medicamentose diverse sopra le larve del Dochmius duodenalis e sopra quelle di Anguillule. *R. Accad. di med. di Torino.* Seduta del 18 giugno 1880. — *L'Osservatore, Gazz. delle Cliniche di Torino,* 1880, n° 25.

Sonderegger, Anchylostoma duodenale, *Correspondenzblatt für schw. Aerzte.* Basel 15 oct. 1880.

Extr. dans *Bull. de la Soc. méd.* Lauzanne, 1880, p. 366

Perroncito, Nota sull'azione dell'estratto etereo di felce maschio nei malati di oligoemia epidemica proveniente dal Gottardo, *R. Accad. di med. di Torino,* Sedute del 10 e 17 dicembre 1880 — *L'Osservatore,* 1880.

Perroncito. *Giornale della R. Accad. di med. di Torino*, Marzo 1880.

Perroncito, Osservazioni elmintologiche, etc., *R. Accad. dei Lincei*, ser. 3, vol. 7 (mémoire).

Perroncito, Communication à l'Académie des sciences de Paris. Séance du 7 juin 1880.

Perroncito (E.), L'anemia dei contadini, fornaciai e minatori in rapporto coll'attuale epidemia negli operai del Gottardo. *Estratto dogli Annali della R. Accad. d'Agricoltura di Torino.* vol. XXIII. Adunanza del 29 décembre 1880.

De Pietra Santa, La maladie des ouvriers du St-Gothard. *Journal d'hygiène.* 5ᵉ vol., p. 289. 17 juin 1880.

Tibaldi, Un caso d'anemia perniciosa dei lavoranti al traforo del S. Gottardo, *Gazzetta degli Ospedali*, Milano, n° 7, 1880.

E. Parona, L'anchilostomiasi e la malattia dei minatori del Gottardo, *Annali univ. di medicina*, vol. 253, 1880.

Cyrnos, L'anémie du St-Gothard. *Journal d'hygiène*, 5° vol., p. 426. 2 sept. 1880.

Perroncito, Traitement de l'anémie du Gothard par la fougère mâle, *Revue méd. de la Suisse Romande*, 1881, p. 163.

Bozzolo, Doliarin gegen Anchylostoma Dubini, *Centralblatt f. klin. Med.* Bonn, 1880, n° 43.

Bozzolo, Ueb. d. Anwendung der Thymolsäure als Wurmmittel in der Anchylostomen-Anæmie, *Centralblatt f. klin. Méd.* Bonn, 1881, n° 1.

Baumler, Ein weiterer Fall v. hochgradiger Anæmie, *Correspondenzblatt f. schw Aerzte.* Basel, 1 januar 1881.

Schœnbæcler, Anchylostoma duodenale, *Correspondenzblatt f. schw. Aerzte.* Basel, 1. Februar 1881, p. 89.

Bugnion, On the epidemic caused by ankylostostomum among the workmen in the St-Gothard-Tunnel. *Britist med. Journ.* March 12, 1881.

Pistoni, *Rivista clinica di Bologna.*

E. Parona, L' estratto etereo di felce maschio e l'anchilostomiasi dei minatori del Gottardo, l'*Osservatore*, n°ˢ 2 e 4, 1881.

Niepce, Etude sur l'anémie aiguë des ouvriers du St-Gothard

produite par l'ankylostome. Travail lu à l'*Académie de médecine* de Paris dans la séance du 17 mai 1881. *Gaz. d. Hôpitaux*, p. 476, 1881.

DE PIETRA SANTA, L'ankylostome et l'anémie du St-Gothard à l'Académie de médecine. *Journal d'hygiène*, val. 6, p. 266, 9 juin 1881.

SCHŒNBÆCHLER, Anchilostoma duodenale *Correspondenzblatt*, 1 juli 1881.

MONIGHETTI (A), Ein Beitrag zur Pathologie der Anchylostomanæmie. *Inaugural-Dissertation*, Zurich, 1881.

BUGNION (Ed.), L'Anchylostome duodénal et l'anémie du Saint-Gothard. *Rev. méd. de la Suisse Romande*, 1re année 1881, nes 5 et 7, p. 269 et 405.

BONUZZI, Contribuzione alla clinica dell' anemia del Gottardo. *Riv. clin. di Bologna*, juin 1881.

LONG, De l'anémie des mineurs du Gothard, causée par l'ankylostosme duodénal. *Transactions of the Internat. med. Congress*. vol. 1, p. 437, London 1881.

BINZ, L'ankylostome duodénal, cause de l'anémie des mineurs. *Berliner, klin. Wochenschrift*, 5 décemb. 1881.

PERRONCITO (E.), Der Dochmius und verwandte helminthen in ihren Beziehungen zu der sogenannten Bergkacchexie. *Centralblatt f. d. med. Wissenschaften*, 1881, n° 24, Berlin.

IMMERMANN, De la maladie causée par l'anchylostome. *Corr. Blath, Schweiz, Aerzte*, n° 47, p. 585, 1er sept. 1882.

MÉGNIN, L'anémie pernicieuse des chiens de meutes causée par l'ankylostome. In-8°, Paris 1882.

SCHULTHESS (W.), Beiträge zur anatomie von Ankylostoma duodenale. *Zeitsehr. f. Wissenschaft*. (Zoologie XXXVII), p. 163, 1882.

COBBOLD (T.-S.), Remarks on injurious parasites of Egypt in relation to water-drinking. *British med. journ.* London, ii 1882. — *France méd.*, Paris 1882. (Les parasites nuisibles de l'Egypte dans leurs rapports avec les boissons.

RODRIGUEZ MENDEZ, Anquilostoma duodenal. *Clinica Zaragoza*. 1882, VI, 294-302.

LUZ (A.), Novas observacoes e experiencias relativas as estudo da anchylostomiase e do seu tratamento. *Uniao med. Rio-de-Janeiro.* 1882, ii 359-386.

CANTU. *Riv. clin. di Bologna,* 1882, n[os] 1 et 2.

PISTONI (G.), Sull' importanza dell' anchilostoma duodenale. *Riv. clin. di Bologna,* 1882, 3, S., ii. 352, 428, 750.

SALOMONI (A.), Osservazioni cliniche ed anatomiche sull' ankylostoma duodenalis e su altri parassiti umani in rapporto all' anemia. *Bull. d. Comit. med. Cremonese.* Cremona, 1882, ii 75 i 102.

FALCONI (A.), Sull' ankylostoma duodenalis. Cagliari, 1882, 16° Repr. from : *Avvenire di Sardegna.*

MÉGNIN (P.), Du rôle des ankylostomes et des tricocéphales dans le développement des anémies pernicieuses. *Comptes rendus de la Soc. de Biologie.* Séance du 11 mars 1882.

GRAZIADEI, Il timolo nella della cura dell' anchilostomanemia. *Giorn. della R. Acad. di med. di Torino.* Oct-Nov. 1882.

Revue scientifique, Tunnel du St-Gothard, 1882, p. 13.

LONGUET (R.), Le service de santé anglais en Egypte. *Union méd.,* t. XXXIV, p. 512, 1882.

RÉMY, Maladies parasitaires au Japon. Séance de l'Acad. de méd, du 24 avril 1883.

SAHLI (H.), Beiträge zur Klinischen Geschichte der anämie der Gotthardtunnelarbeiter. *Deuts. archiv. f. klin. med.,* Leipzig, 1883, XXXII. 421 454.

MENCHE (H.), Ankylostomum duodenale bei der Ziegelbrenneranœmie in Deutschland. *Ztschr. f. klin. med.* Berl. 1883, VI 161-172.

LUZ DE VALENÇA, L'anguillule stercorale et l'ankylostome duodénale au Brésil. *Arch. de méd.,* nov. n° 11, 1884.

PERRONCITO (E.), L'anémie des mineurs au point de vue pathogénique. *Archiv. ital. de Biologie,* 1883.

FIRKET, CH. (de Liège), Sur la présence en Belgique de l'ankylostome duodénal. *Bulletin de l'Acad. des sciences, des lettres, etc. de Belgique,* t. VIII, n° 12, 1884.

BONUZZI, L'anchylostomiase dans la province de Vérone. *Gaz. med. ital. prov. Venete,* n° 35, 1884.

Polatti, Cas d'anchylostomiase chez un enfant, *Gaz. med. ital. Lomb.*, n° 26, 1884.

Leichtenster, Ueber das vorkommen von anchylostomum duodenale bei zeigelarbeitern in der Umgebung Kœlns. *Centr. bl. f. klin. med.*, Leipzig, 21 mars, n° 12, 1885.

Fraenkel (A.), L'ankylostome duodénal. Société méd. Berlin. Séance du 17 juin 1884. — *Semaine méd.* n° 26, 24 juin 1885.

Seifert (Otto) et Muller (Friedrich), Ueber das vorkommen von anchylostomum duodenale in der Umgebung von Würzburg. *Centr. bl. f. klin. med.* Leipzig, 4 juillet 1885

Guttmann (P.), *Société de méd. interne.* Séance du 29 juin 1885.

B. Ankylostome duodénal et anémie des mineurs

Manouvriez (A.). De l'anémie des mineurs, dite d'Anzin. In-8°. Paris. 1878. J.-B. Baillière.

P. Fabre (de Commentry). De l'anoxhémie des houilleurs. Brochure in-8°. Paris. V. A. Delahaye, 1879.

P. Fabre (de Commentry). Du rôle des ankylostomes dans la pathologie des mineurs. *Congrès international d'hygiène de Genève.* 1882.

P. Fabre (de Commentry). Les mineurs et l'anémie. *Communic. faite à la Société de l'industrie minérale.* Montluçon, 20 janv. 1884. — H. Lauvverens, 1884.

P. Fabre (de Commentry). Du rôle des Entozoaires et en particulier des ankylostomes dans la pathologie des mineurs. Avec une planche. Oct. Doin. Paris 1884.

Rôle des ankylostomes dans l'anémie des mineurs. *Journal de méd. et de chirurg. pratiques.* Lucas Championnière. Fév. 1885.

Riembault (de St-Étienne). Hygiène des ouvriers mineurs dans les exploitations houillères, Paris, Baillière, 1861.

Perroncito (E.) Communication à l'Acad. des sciences de Paris, 2 janv, 1882.

F. Trossat et Eraud. Recherches sur le rôle étiologique de l'ankylostome duodénal dans l'anémie des mineurs de St.-Étienne. *Mémoire lu à la soc. des sciences méd. de Lyon* (17 mai 1882). In. Lyon médical, 18 et 25 juin 1882.

Lesage. Note sur l'anémie des mineurs, dite d'Anzin. *Bull. méd. du Nord.* Lille, fév. 1882, XXI 56-59.

POUCHET. Société de Biologie (4 fév. 1882). *Gaz. des Hôpit.* n° 16, p. 125.

DRANSART, De l'anémie chez les mineurs. *Congrès de la Rochelle pour l'avanc. des sciences* (25 août 1882).

JOUANNET (A.), Des troubles digestifs chez les houilleurs et leurs rapports avec l'anémie. *Thèse de Paris*, 1880, n° 474.

FLORAIN (L.), Etude critique sur l'anémie des mineurs. *Thèse de Bordeaux*, 1882.

RIEMBAULT (de St-Étienne). Bull. de l'Académie de médecine (séance du 30 mai 1882). p. 652.

MANOUVRIEZ (A). Note sur l'anémie des mineurs et l'ankylostome. *Communic. à la Société de méd. de la Loire. — Loire médicale* n° 9, 17 sept. 1884. — n° 10, 15 oct. 1884.

HALLOPEAU (H.). Traité élémentaire de pathologie générale. Paris 1884, p. 118.

MC. CONNELL. On Dochmius duodenalis (sclerostoma vel ankylostoma duodenale) as a human parasite, in India. *Lancet. London.* 1882, ii 96.

MAYER (G.). Ein zweiter Fall von Anchylostomum duodenale in der Rhein-provinz. *Centr. bl. f. klin. med. Leipzig,* n° 9. 28 fév. *Gazette hebd.,* 10 avril 1885.

MAYER (G.). Zur Anchylostomumfrage. *Centr. bl. f. klin. med.* Leipzig, n° 16. 1885.

MASIUS et FRANCOTTE. L'ankylostome duodénal, dans le bassin de Liège. *Bulletins de l'Acad. royale de Belgique* n° 1, 1885.

MASIUS et FRANCOTTE. Nouveaux cas d'ankylostomasie observés chez des houilleurs du bassin de Liège. *Bulletins de l'Acad. royale de Belgique* n° 4. 1885.

Lyon. — Impr. J. GALLET, rue de la Poulaillerie, 2.

LÉGENDE EXPLICATIVE DE LA PLANCHE I

Fig. I, II, III, IV, V, VI. — Transformations successives de l'œuf d'ankylostome pendant l'éclosion (période de segmentation.)

Fig. VII, VIII. — Œuf à l'état d'embryon contenu dans la coque.

Fig. IX. — Aspect de la larve pendant sa sortie.

Fig. X. — Larve 48 heures après sa naissance.

Fig. XI. — Larve encapsulée.

Fig. XII. — Larve à la période de calcification.

Fig. XIII. — Larve parfaite.

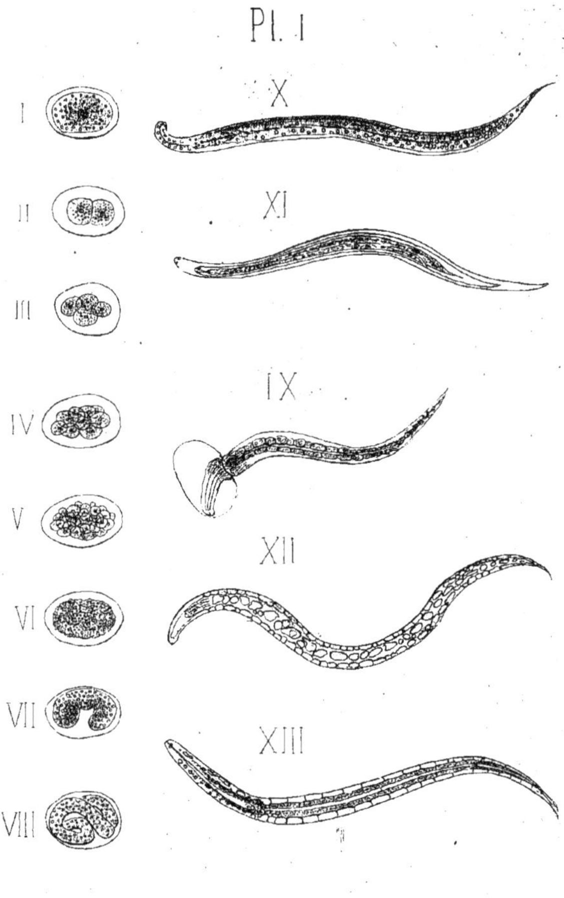

Pl. I
X
XI
IX
XII
XIII
I
II
III
IV
V
VI
VII
VIII
Lyon. imp. Fugère
R. BERTRAND
d. nat. del. d'sculp.

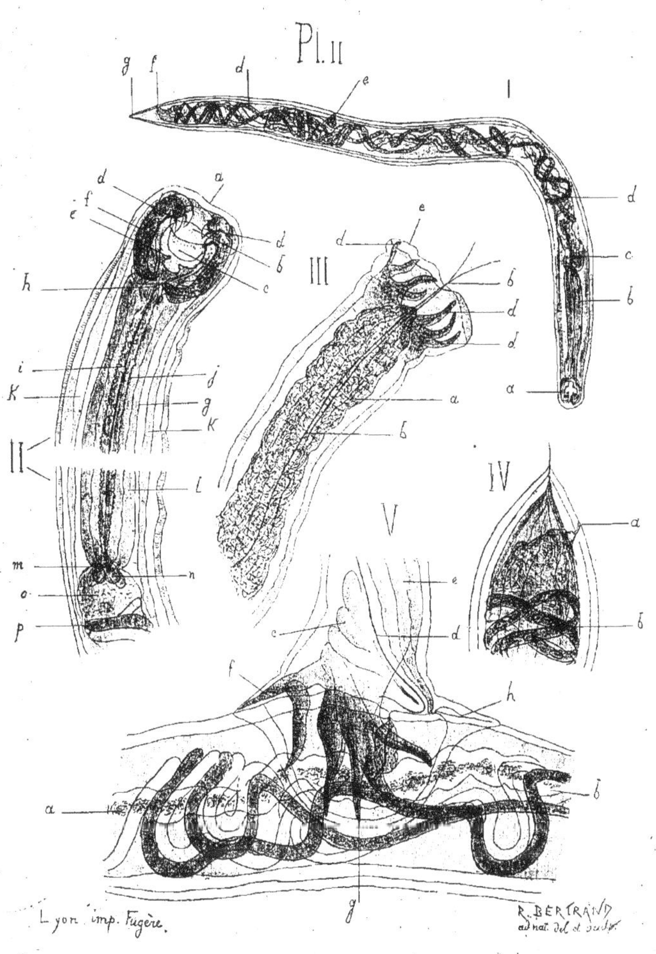

Pl. II
I
II
III
IV
V
Lyon imp. Fugère.
R. BERTRAND
ad nat. del. et sculp.

LÉGENDE EXPLICATIVE DE LA PLANCHE II

Fig. I. — Ankylostome femelle. — *a*, tête. — *b*, estomac. — *c*, extrémité supérieure de l'intestin. — *dd*, conduits oviductes. — *e*, vulve et utérus. — *f*, anus. — *g*, extrémité caudale dépourvue accidentellement de sa pointe.

Fig. II. — Extrémité antérieure de l'ankylostome mâle ou femelle, divisée artificiellement en deux parties. — *a*, tête recouverte de son enveloppe chitineuse striée transversalement. — *b*, bouche. — *c*, membrane circulaire délimitant la bouche. — *dd*, dents ou crochets. — *e*, lame cornée triangulaire. — *f*, muscles moteurs des crochets et des lames cornées. — *g*, œsophage. — *h*, ouverture supérieure de l'œsophage avec son sphincter. — *i*, conduit œsophagien. — *j*, bande denticulée. — *kk*, glandes salivaires. — *l*, estomac. — *m*, ouverture de l'estomac dans l'intestin. — *n*, glandes stomacales. — *o*, intestin. — *p*, conduits oviductes.

Fig. III. — Extrémité caudale du mâle. — *a*, intestin. — *bb*, pénis double. — *ddd*, prolongements digitiformes. — *e*, membrane chitineuse recouvrant les prolongements digitiformes.

Fig. IV. — Extrémité postérieure de la femelle, munie de sa pointe. — *a*, anus. — *b*, oviductes contenant des œufs.

Fig. V. — Cette figure empruntée à M. Bugnion, de Lausanne, représente le mâle et la femelle accouplés. — *a*, corne antérieure de l'utérus. — *b*, corne postérieure. — *c*, glandes anales. — *d*, spicules repliés sur la femelle. — *e*, muscles protracteurs. — *f*, côte dorsale. — *g*, les trois côtes latérales médianes. — *h*, lobe caudal de la bourse copulatrice.

9 782016 194379